AF887852

È facile perdersi nel mondo dei tumori

Fatti guidare dalle NCCN Guidelines for Patients®

- ✓ Le guide passo passo per le opzioni di cura del cancro con i risultati migliori probabili
- ✓ Sulla base delle linee guida di trattamento usate dai medici nel mondo
- ✓ Concepite per aiutarti a valutare il trattamento oncologico con i tuoi medici

National Comprehensive Cancer Network®

Le NCCN Guidelines for Patients® sono sviluppate dalla National Comprehensive Cancer Network® (NCCN®)

NCCN

- ✓ Una stretta collaborazione dei principali centri oncologici negli Stati Uniti dediti alla cura dei pazienti, alla ricerca e all'educazione

I centri oncologici che sono parte di NCCN:
NCCN.org/cancercenters

NCCN Clinical Practice Guidelines in Oncology (NCCN Guidelines®)

- ✓ Sviluppate da medici dei centri oncologici NCCN che seguono le ultime ricerche e vantano anni di esperienza
- ✓ Per gli operatori di trattamenti oncologici di tutto il mondo
- ✓ Raccomandazioni degli esperti per lo screening, la diagnosi e il trattamento dei tumori

Gratuito online all'indirizzo
NCCN.org/guidelines

NCCN Guidelines for Patients

- ✓ Le informazioni delle NCCN Guidelines in un formato semplice per un apprendimento facile
- ✓ Per le persone affette dal cancro e chi li supporta
- ✓ Spiegare le opzioni di cura del cancro con i migliori risultati probabili

Gratuito online all'indirizzo
NCCN.org/patientguidelines

Queste NCCN Guidelines for Patients si basano sulle NCCN Guidelines® per lo screening del tumore del colon retto, Versione 2.2021 – 13 aprile 2021.

La **NCCN Foundation** cerca di supportare milioni di pazienti e le famiglie affette da una diagnosi di cancro fornendo e distribuendo le NCCN Guidelines for Patients. La NCCN Foundation si impegna inoltre a far avanzare il trattamento del tumore finanziando i medici dediti alla ricerca e alla cura della nazione presso il centro di innovazione nella ricerca sul cancro. Per maggiori dettagli e per la bibliografia completa di risorse per pazienti e assistenti, visitare NCCN.org/patients.

National Comprehensive Cancer Network (NCCN) / NCCN Foundation
3025 Chemical Road, Suite 100
Plymouth Meeting, PA 19462
215.690.0300

NATIONAL COMPREHENSIVE CANCER NETWORK®
NCCN FOUNDATION
Guiding Treatment. Changing Lives.

Le NCCN Guidelines for Patients sono supportate dal finanziamento della NCCN Foundation®

Per fare una donazione o conoscere ulteriori informazioni, visitare NCCNFoundation.org/donate o contattare via e-mail PatientGuidelines@NCCN.org.

FIGHT COLORECTAL CANCER

Supportato anche da Fight Colorectal Cancer

Lottiamo per curare il cancro del colon retto e siamo a disposizione come promotori indefessi di speranza verso chi è affetto da questa patologia attraverso il supporto dei pazienti, la modifica delle politiche impattanti e gli sforzi di ricerca sostenuti. In qualità di organizzazione dedita ad aiutare la comunità nella ricerca di risorse fidate per prendere decisioni informate sulla salute, siamo orgogliosi di supportare questa risorsa completa.
Fightcolorectalcancer.org

Con il generoso supporto di:

Kristina Gregory
Lois & Donald Howland
John Kisiel
Wui-Jin Koh
Elizabeth & Brian Rizor
Marianne & Gary Weyhmuller

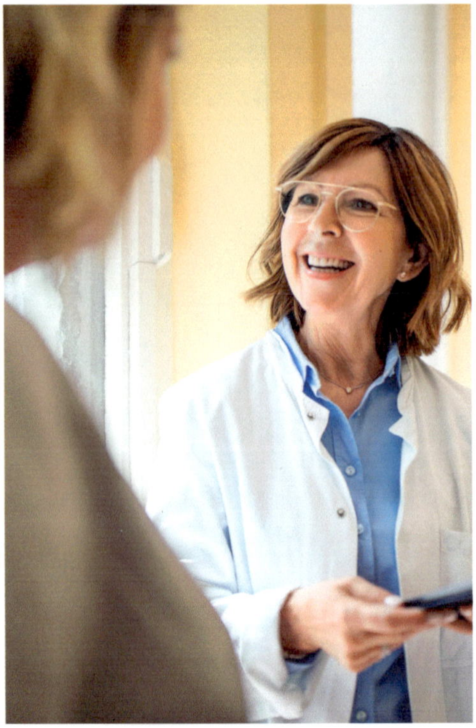
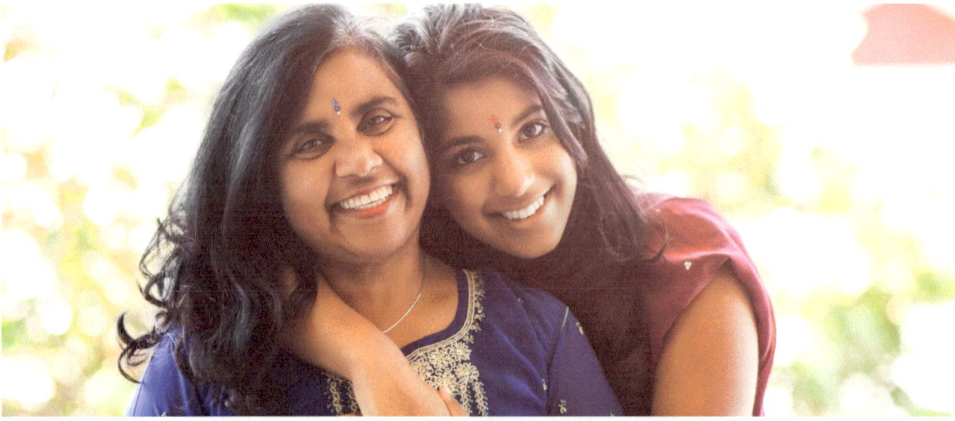
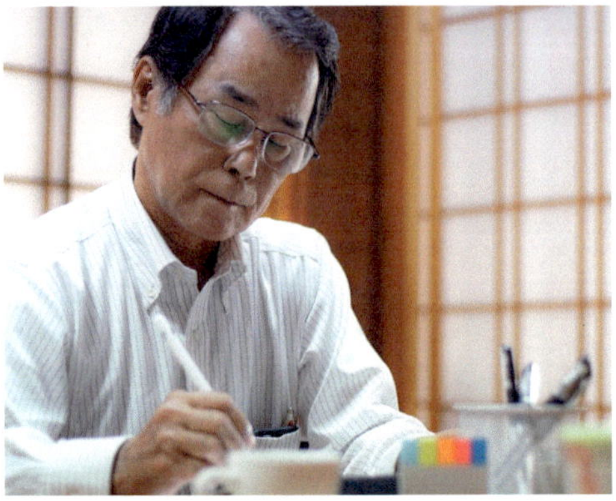
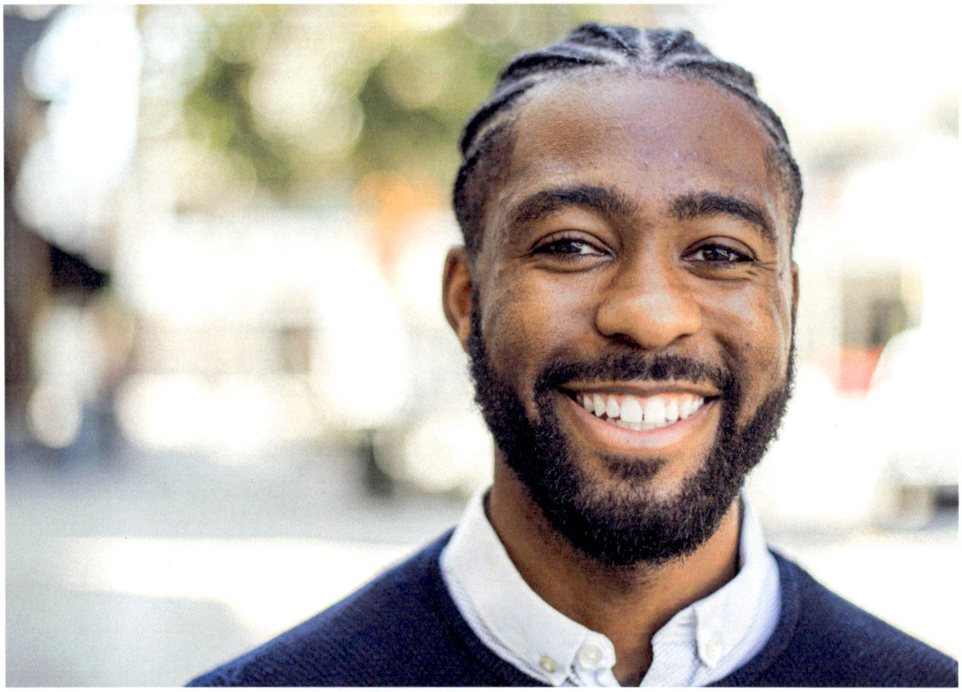
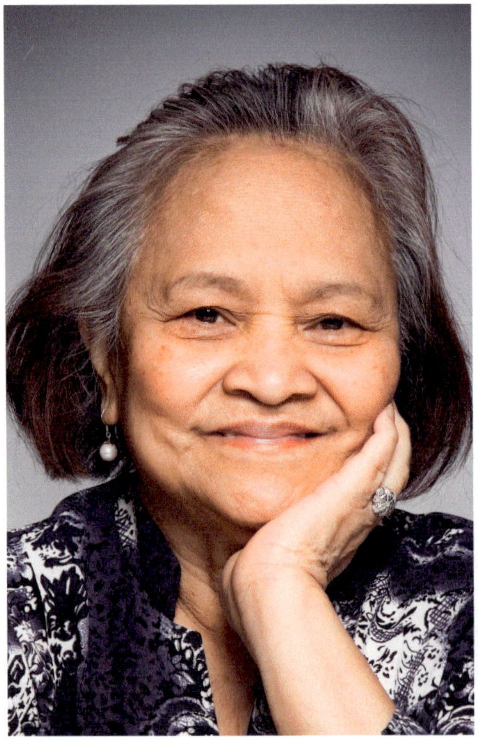
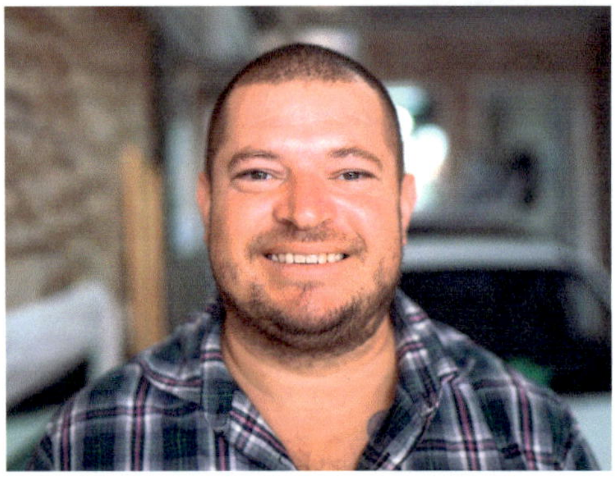
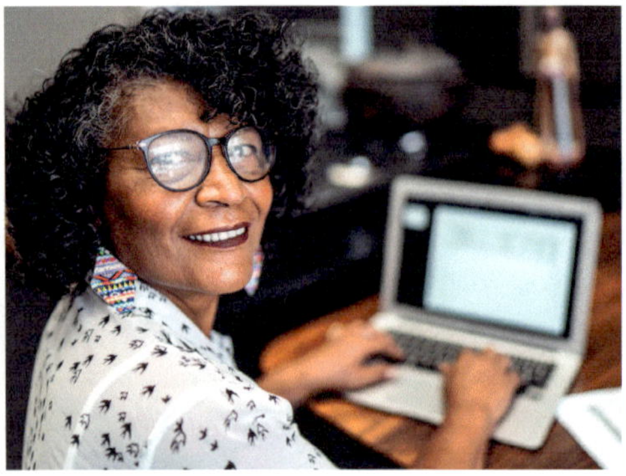
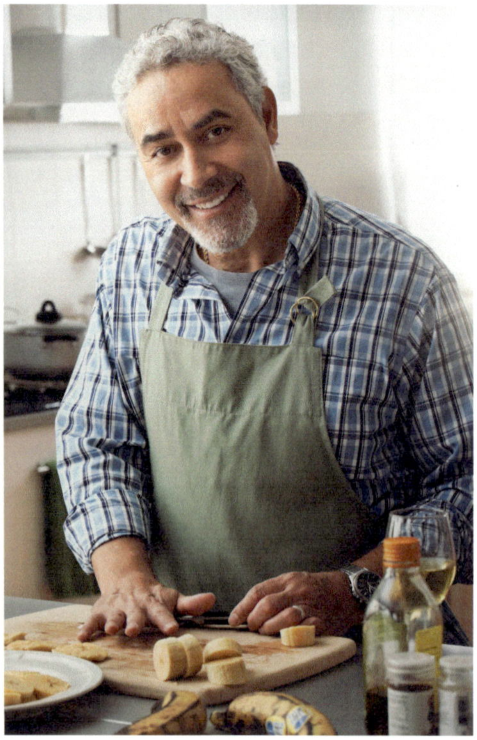

Indice

1
Lo screening dei tumori salva la vita

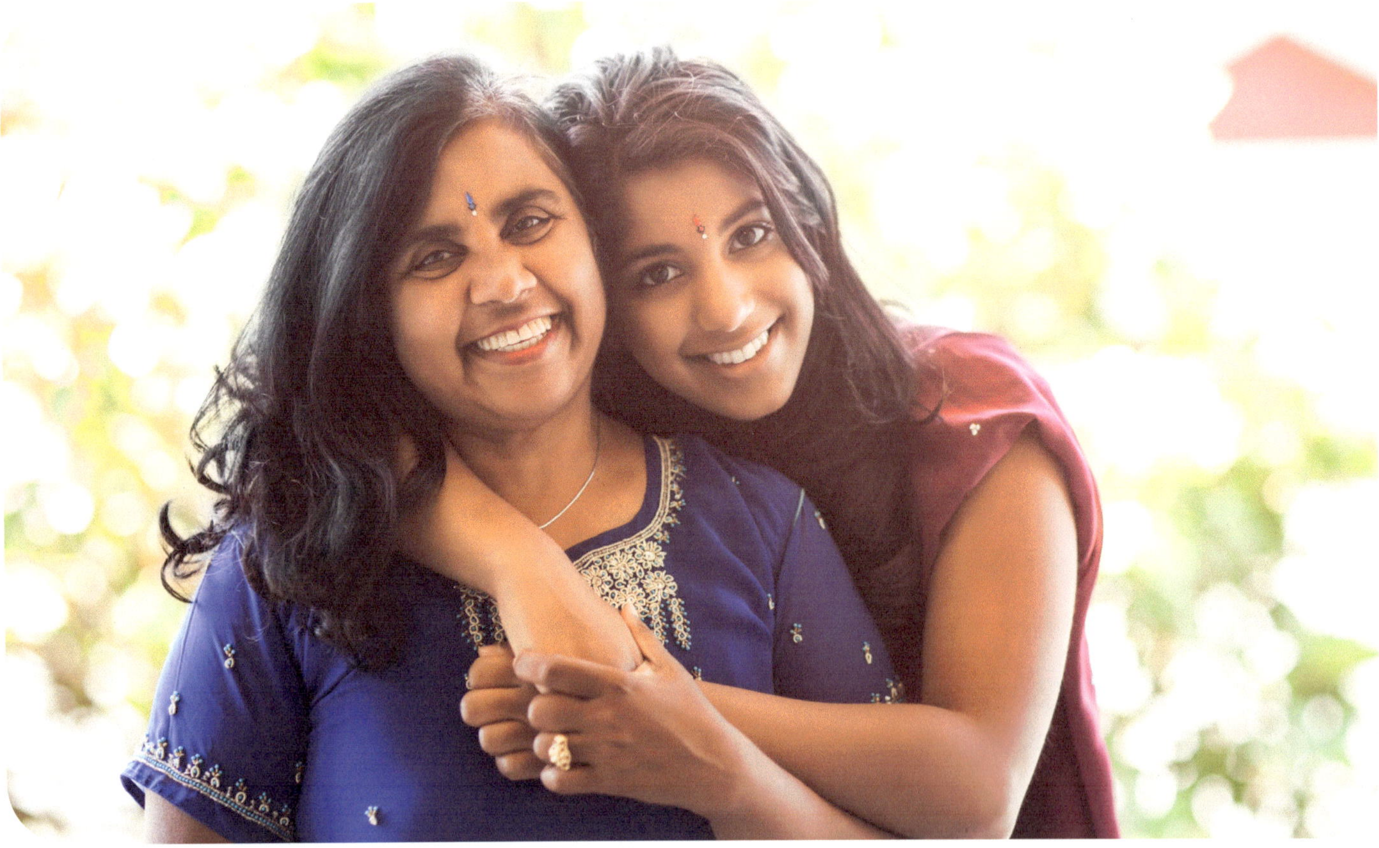

Il cancro del colon retto è il terzo cancro più comune al mondo. Lo screening può evitare il cancro del colon retto e rilevarlo precocemente quando la cura è possibile.

Cos'è il tumore del colon retto?

Il corpo umano è composto da oltre 30 trilioni di cellule. Il tumore è una patologia derivata dalla crescita fuori controllo di cellule anomale. Il tumore del colon retto si riferisce al cancro del colon o del retto.

Il colon e il retto sono organi dell'apparato digerente

L'apparato digerente trasforma il cibo per l'utilizzo da parte del corpo. Nello stomaco, il cibo viene trasformato in piccole parti. Nell'intestino tenue, quasi tutti i nutrienti del cibo vengono assorbiti nel flusso sanguigno.

L'apparato digerente rimuove anche il cibo non digerito dal corpo. Nell'intestino crasso, acqua e sali vengono prelevati dal cibo non digerito mentre passa attraverso il colon. I resti di cibo solido sono detti escrementi o feci. Il retto trattiene le feci fino a quando escono dal corpo attraverso un'apertura denominata ano.

Alcuni polipi progrediscono nel tumore del colon retto

La parete del colon retto è realizzata da strati di tessuto. Lo strato più interno, che entra a contatto con le feci, è denominato mucosa. Le aree di crescita cellulare anomala, denominate polipi, si verificano comunemente nella mucosa.

Colon e retto

Il colon e il retto sono parte dell'intestino crasso. Il colon è la parte più lunga, circa 1,5 metri (5 piedi). Presenta quattro sezioni: ascendente, trasverso, discendente e colon sigmoideo. Il retto è vicino alla fine dell'intestino crasso. È lungo circa 12 centimetri (5 pollici).

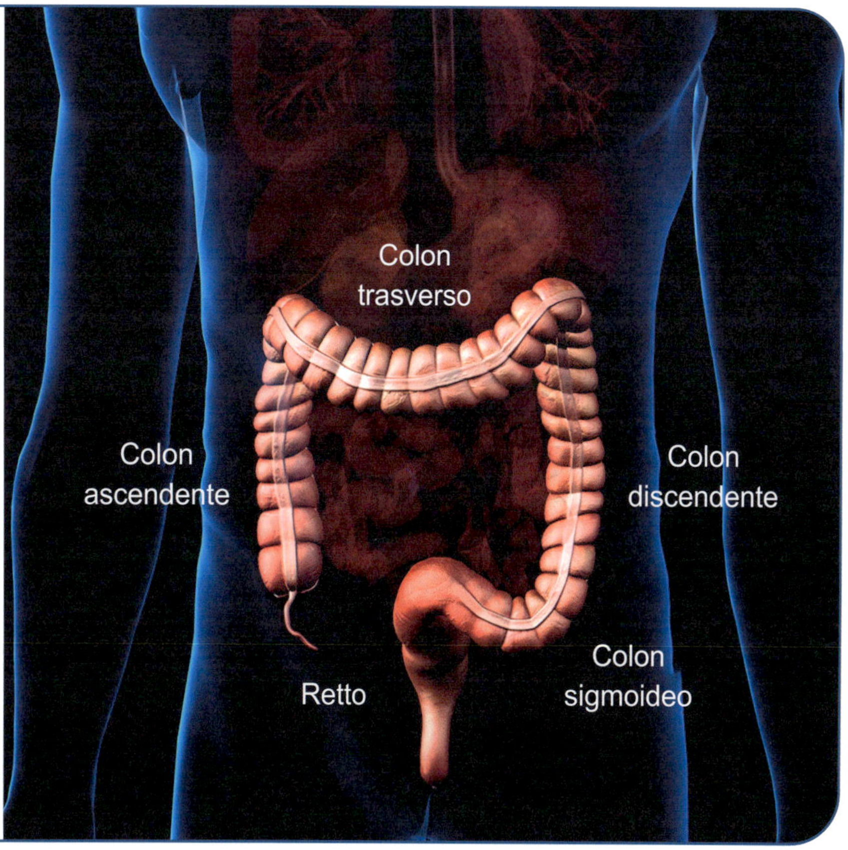

Nonostante la maggior parte dei polipi non diventi un tumore, quasi tutti i tumori del colon retto iniziano come polipi. Esistono diversi tipi di polipi e alcuni hanno maggiore probabilità di diventare un tumore. Un polipo richiede molti anni per trasformarsi in un tumore.

Le cellule tumorali hanno una crescita incontrollata

Quando le cellule diventano cancerose, non si comportano come cellule normali. Esse rompono le regole della crescita cellulare normale.

- A differenza delle cellule normali, le cellule tumorali non muoiono quando dovrebbero. Inoltre producono molte nuove cellule tumorali che sostituiscono le cellule sane nel tempo.
- Le cellule tumorali non rimangono in sede. Possono crescere attraverso la parete del colon retto e negli organi e nei tessuti vicini.
- Le cellule tumorali possono diffondersi in altre parti del corpo. All'interno della parete del colon retto vi sono vasi sanguigni e linfatici. Una volta che le cellule tumorali hanno raggiunto tali vasi, possono diffondersi.

Un sistema di stadiazione è un modo standard per raggruppare i tumori a seconda della loro crescita e diffusione. Gli stadi del tumore del colon retto vanno da 0 a 4. Maggiore è la gravità della crescita e della diffusione del tumore, maggiore sarà lo stadio.

Man mano che il tumore cresce, può causare sintomi. In presenza di sintomi, il tumore solitamente è avanzato e diventa più difficile da trattare. Se il trattamento non funziona, le cellule tumorali continueranno a crescere e causare il blocco del funzionamento degli organi.

Polipi del colon retto

I polipi sono lesioni che crescono nella parete colon-rettale. Possono assumere molte forme. I polipi in rilievo che sembrano un fungo sono denominati polipi peduncolati (sx). I polipi sessili hanno una parte superiore arrotondata e una base ampia (dx).

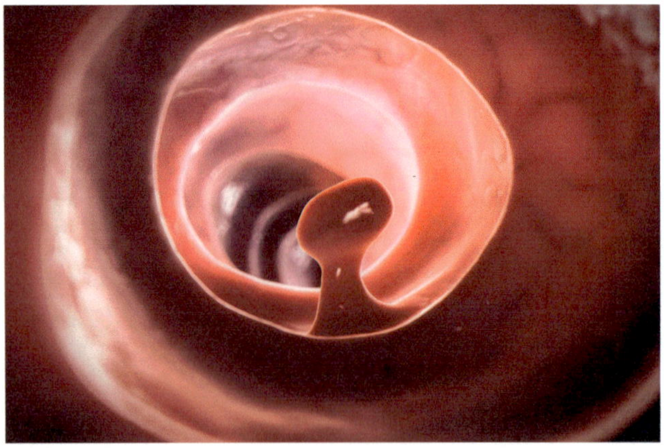

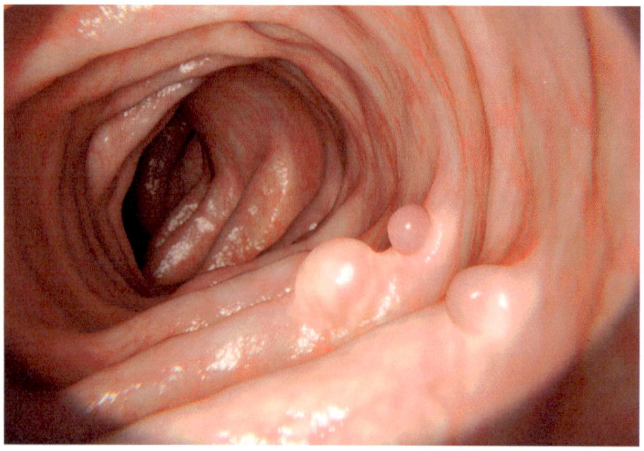

Perché eseguire lo screening?

Lo screening del tumore del colon retto va alla ricerca di polipi e del tumore prima che si manifestino i sintomi. Salva vite in due modi:

- **Lo screening evita il tumore del colon retto**. Il tumore viene evitato quando i polipi sono rimossi prima che diventino un tumore.
- **Lo screening rileva precocemente un cancro prima che si manifestino i sintomi**. Quando il tumore viene scoperto precocemente, è più facile da trattare o curare.

Lo screening è avviato quando una persona è a rischio di tumore del colon retto. Esistono diversi metodi di screening:

- **Endoscopia.** prevede l'uso di un dispositivo manuale che consente ai medici, i gastroenterologi, di guardare all'interno del colon e del retto per rilevare crescite anomale.
- **Radiografia per immagini.** scatta immagini dell'interno del colon e del retto. Un radiologo rivedrà le immagini per rilevare eventuali crescite anomale.
- **Test di laboratorio.** rileva i marcatori tumorali, per esempio nel sangue e nelle feci.

L'unico metodo di screening che può rimuovere i polipi è l'endoscopia. Le procedure endoscopiche per lo screening dei tumori del colon retto sono colonscopia e sigmoidoscopia flessibile.

I polipi rimossi verranno inviati a un esperto denominato anatomopatologo. Questo medico cercherà le cellule tumorali nei polipi usando un microscopio. Se si rilevano delle cellule tumorali, si giunge a una diagnosi di tumore.

Screening vs. diagnosi

Lo screening tumorale viene effettuato in assenza di sintomi o di segnali tumorali del colon retto. Una volta che si manifestano segnali o sintomi, lo scopo del test è rilevare il problema e fare una diagnosi. Chiedere subito al medico curante di fare uno screening del tumore del colon retto se si manifestano segnali o sintomi:

Anemia da carenza di ferro

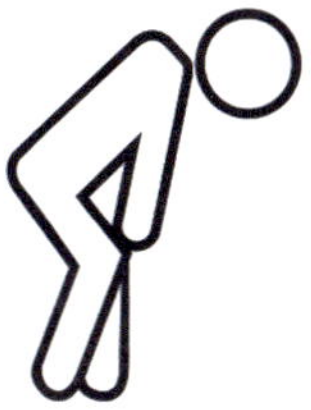

Sangue nelle feci

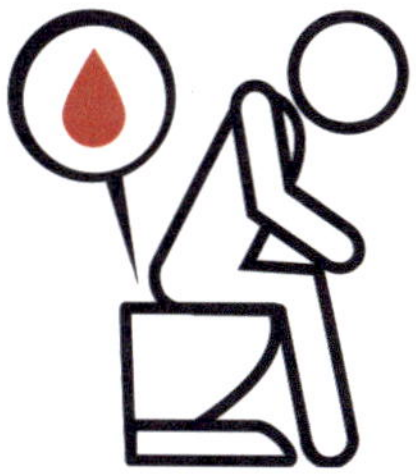

Cambiamento nelle abitudini intestinali

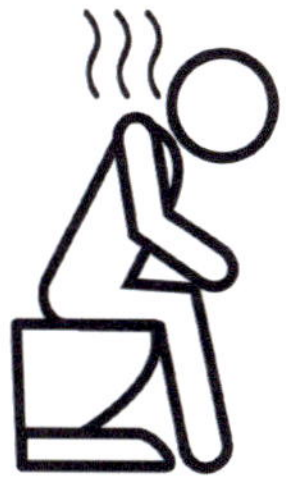

Chi deve sottoporsi allo screening?

Il rischio è la possibilità che un evento si verifichi. Il rischio fa parte della vita. Esistono rischi quando mangiamo, viaggiamo e facciamo degli investimenti di denaro. La vita prevede anche il rischio di avere dei problemi di salute, incluso il tumore.

Alcune persone sono più inclini a sviluppare il tumore del colon retto rispetto ad altre

Gli aspetti che aumentano il rischio sono denominati fattori di rischio. Per esempio, un fattore di rischio di avere un raffreddore è un contatto stretto con una persona raffreddata.

Ci sono molti fattori di rischio per il tumore del colon retto. Alcuni possono essere modificati, come:

- Assumere cibi ultra-processati
- Fumare
- Sedentarietà

Altri fattori di rischio non possono essere modificati, come:

- Età
- Anamnesi clinica

Se si presentano i fattori di rischio, non significa che certamente si avrà un tumore del colon retto. Allo stesso modo, è possibile avere un tumore del colon retto senza avere fattori di rischi noti.

Alcuni fattori di rischio influenzano la tempistica dello screening tumorale

Non tutti i fattori di rischio hanno lo stesso effetto. **Vedere Guida 1** per livelli di rischio considerati per personalizzare lo screening del tumore del colon retto per ciascun individuo.

Apprendere qual è il proprio rischio di tumore del colon retto prima dei 40 anni, per non iniziare lo screening troppo tardi. Apprendere del rischio prontamente se la famiglia ha avuto casi di tumore del colon retto.

Guida 1. Livelli di rischio del tumore del colon retto

Rischio medio	Se il paziente ha almeno 45 anni di età e non presenta altri fattori di rischio principali
Rischio aumentato	La famiglia di origine ha una storia di tumore del colon retto o di polipi precancerosi avanzati
	Il paziente ha avuto un tumore del colon retto o polipi che aumentano il rischio di tumore
	Presenta uno di queste patologie infiammatorie dell'intestino: • Colite ulcerosa • Colite da morbo di Crohn
Ad alto rischio	Il paziente presenta una di queste sindromi tumorali ereditarie: • Sindrome di Lynch • Sindrome da poliposi, come classica poliposi adenomatosa familiare e attenuata

Il momento in cui iniziare lo screening del tumore del colon retto e sottoporsi a nuovo screening viene trattato nei capitoli successivi.

- Il Capitolo 2 riguarda lo screening per le persone con rischio medio.
- Il Capitolo 3 discute dello screening quando esiste una familiarità di tumore del colon retto o di polipi pretumorali. Tratta inoltre brevemente delle sindromi tumorali ereditarie.
- Il Capitolo 4 descrive l'esigenza di un nuovo screening in caso di polipi pretumorali o di tumore del colon retto.
- Il Capitolo 5 descrive il processo di screening con patologia infiammatoria dell'intestino.

“

Lo screening del tumore del colon retto è DAVVERO importante! Il tumore del colon retto è uno dei pochi cancri che non è solo altamente trattabile quando rilevato precocemente, ma può davvero essere evitato con uno screening regolare! Nonostante la preparazione per una colonscopia, o il processo di raccolta di un campione per un test di screening casalingo possano sembrare sgradevoli, posso assicurarvi, come sopravvissuto a un cancro al colon di terzo stadio, che sono di molto preferibili ai trattamenti per il tumore del colon retto come la radioterapia e la chemioterapia!

– Ben

Cosa salva vite oltre allo screening?

Lo screening è importante per evitare il tumore del colon retto. Sono 7 le altre azioni che possono evitare il tumore del colon retto:

1. Assumere aspirina

Assumere l'aspirina ogni giorno per almeno 5-10 anni protegge dallo sviluppo del tumore del colon retto. Chiedere al proprio medico curante se l'aspirina può essere una prevenzione adatta. Nell'assunzione dell'aspirina esiste un rischio di emorragia interna.

2. Consumare alimenti sani

- Mangiare molti alimenti di origine vegetale.
- Mangiare quantità limitate di carni rosse ed evitare le carni processate.
- Limitare il consumo di alimenti processati e ultra-processati.
- Non affidarsi a integratori alimentari solo per i nutrienti. Assumere i nutrienti da alimenti naturali.

3. Consumo limitato o nullo di alcolici

Un consumo elevato e moderato di alcol può aumentare il rischio di tumore del colon retto. La quantità di alcol considerata sana dipende dalla biologia della persona. Il rischio di tumore del colon non aumenta con 1 bicchiere al giorno per le donne e 2 bicchieri al giorno per gli uomini.

4. Maggiore movimento e minore sedentarietà

L'attività fisica su base regolare è stata collegata a un rischio inferiore di tumore del colon retto.

5. Assumere una quantità sufficiente di vitamina D

Bassi livelli di vitamina D possono aumentare il rischio di tumore del colon retto. Evitare bassi livelli consumando alimenti con vitamina D. La vitamina D si trova nel salmone, nel tonno, nello sgombro e nel tuorlo dell'uovo. Inoltre è possibile assumere alimenti potenziati in vitamina D e assumere integratori.

La pelle può assumere vitamina D quando esposta al sole. Un filtro solare è consigliato quando ci si espone al sole per un periodo di tempo esteso. Utilizzare un filtro solare può limitare la quantità di vitamina D prodotta dalla pelle.

6. Mantenere un peso forma

L'obesità è un altro fattore di rischio del tumore del colon retto. L'indice di massa corporea (BMI) è la misura del grasso corporeo. Un BMI da 18,5 a 24,9 è considerato un peso nella norma. Monitorare il peso, la dieta, le calorie e i livelli di attività può aiutare a conseguire i propri obiettivi.

7. Smettere di fumare

È necessario smettere di fumare! Chiedere al proprio medico curante per un aiuto a smettere di fumare. Esiste una consulenza *ad hoc* per smettere di fumare. La farmacologia può aiutare a bloccare l'astinenza e i sintomi dell'astinenza.

Aspetti fondamentali

- Il tumore del colon retto si riferisce al cancro del colon o del retto. Questi due organi sono parte dell'apparato digerente. Aiutano a rimuovere le feci dal corpo.
- I polipi sono una crescita anomala dello strato interno del colon o del retto. Nonostante la maggior parte dei polipi non diventi un tumore, quasi tutti i tumori del colon retto iniziano come polipi.
- Lo screening del tumore del colon retto salva la vita. Evita che il cancro rilevando e rimuovendo i polipi prima che diventino tumori. Inoltre rileva precocemente un tumore quando è ancora possibile una cura.
- Il rischio è la possibilità che un evento si verifichi. Un rischio di cancro è parte della vita di ciascuno.
- Gli aspetti che aumentano il rischio sono denominati fattori di rischio. Ci sono molti fattori di rischio per il tumore del colon retto.
- Alcuni fattori di rischio aumentano il rischio di cancro del colon retto più di altri. I fattori di rischio che riguardano la tempistica dello screening del tumore del colon retto includono età e stato di salute. Il rischio di tumore del colon retto viene raggruppato in rischio alto, medio e aumentato.
- Assumere aspirina e vivere uno stile di vita sano può aiutare a evitare il tumore del colon retto oltre allo screening del cancro.

Il tumore non aspetta e non devi farlo neanche tu!

Durante la pandemia da COVID-19, il numero di persone che si è sottoposto agli screening tumorali consigliati è diminuito sensibilmente. I mancati screening possono portare a diagnosi tardive e mancate possibilità di trattamento.

Non aspettare e trascurare la cura regolare della tua salute. Prenditi cura di te stesso sottoponendoti agli screening tumorali di routine. Parla con il tuo medico su quando e con che frequenza fare gli screening.

Altre informazioni sul messaggio di NCCN che "Il tumore non aspetta e non devi farlo neanche tu!" possono essere reperite all'indirizzo NCCN.org/resume-screening.

2

Rischio medio di tumore del colon retto

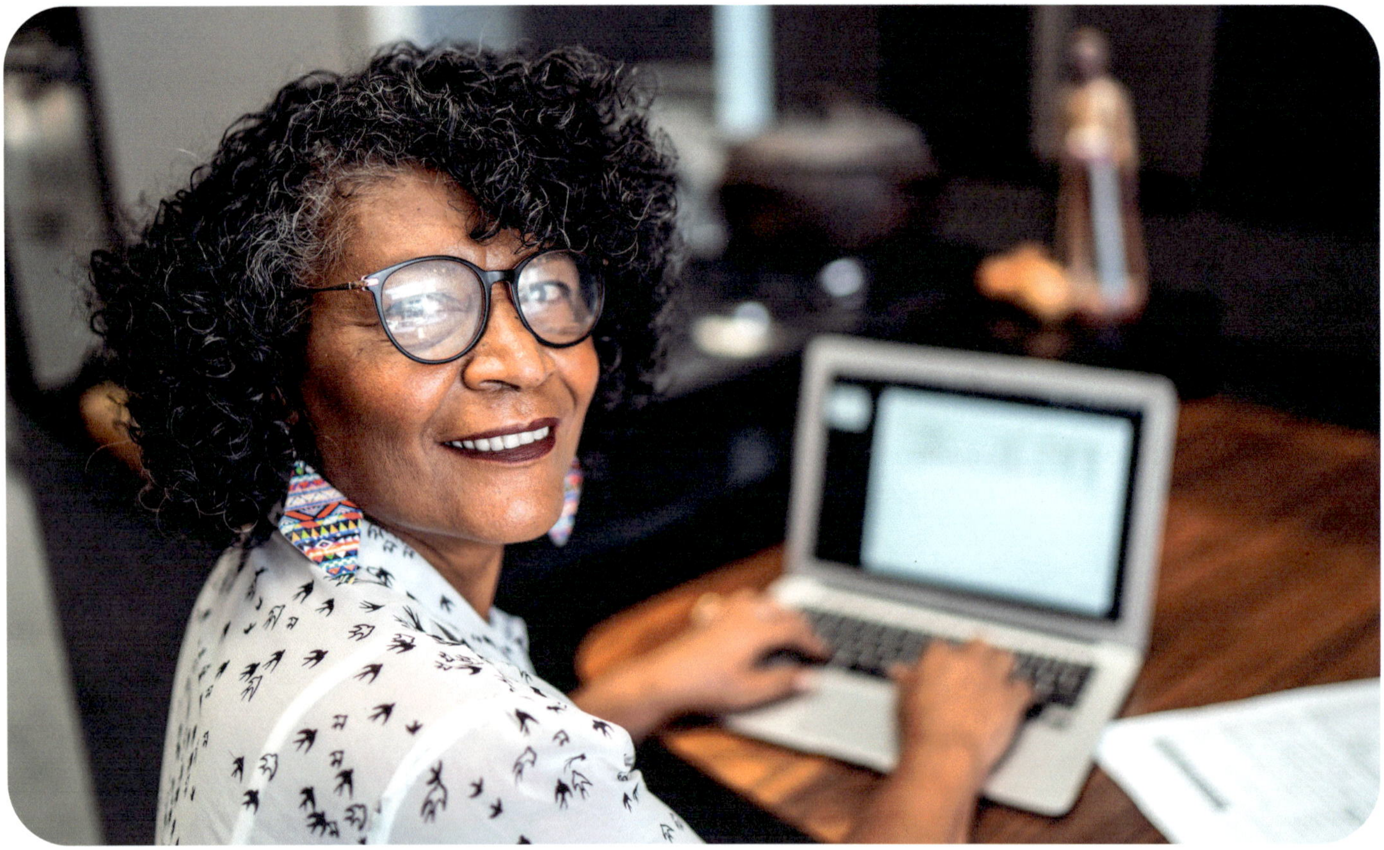

La maggior parte delle persone a rischio di tumore del colon retto ha un rischio medio. Un rischio medio si basa sull'età e sull'assenza di altri fattori di rischio maggiori.

Lo screening inizia all'età di 45 anni

Per anni, le persone con rischio medio hanno iniziato lo screening dei tumori del colon retto a 50 anni. Tuttavia, il tumore del colon retto è in aumento nelle persone di età inferiore a 50 anni. Ora, le persone a rischio medio iniziano lo screening a 45 anni di età.

Il rischio di tumore del colon retto differisce per etnia e razza. Negli Stati Uniti, le percentuali maggiori di tumore del colon retto si verificano tra gli afroamericani. Gli afroamericani devono iniziare lo screening per il tumore del colon retto entro l'età di 45 anni, o prima, se presentano familiarità di tumore del colon retto.

Alcune persone di età inferiore a 45 anni hanno il tumore del colon retto. Alcuni hanno un rischio alto o aumentato di tumore del colon retto, tuttavia altri non hanno fattori di rischio maggiori. È necessario parlare con il proprio medico curante per valutare quando è necessario iniziare lo screening prima dei 45 anni di età.

Le persone in buona salute dovrebbero sottoporsi allo screening dei tumori del colon retto fino all'età di 75 anni. Nella fascia di età tra 76 e 85 anni, lo screening tumorale è una decisione che deve essere presa con il proprio medico curante. Chiedere i pro e i contro dello screening alla luce del proprio stato di salute. Lo screening del tumore del colon retto non è necessario nei pazienti di età superiore a 85 anni.

Età da 45 a 75	Età da 76 a 85	Età superiore a 86
Eseguire lo screening (salvo in caso di patologia grave con rischio per la vita).	**Lo screening è una decisione personale. Apprendere i pro e i contro per il caso specifico.**	**Lo screening non è necessario.**

Esistono alcune opzioni per lo screening

Le persone con rischio medio di tumore del colon retto hanno diverse opzioni di screening. L'opzione migliore è quella che viene fatta. Qualsiasi scelta di screening è migliore di quella non fatta. Chiedere la medico i pro e i contro di ogni opzione di screening.

Screening visivo

Lo screening visivo impiega dispositivi medici che consentono al medico di vedere all'interno del corpo. Include colonscopia, sigmoidoscopia flessibile e colonografia con tomografia computerizzata (CT). La colonscopia è necessaria se esistono rilevamenti anomali con la sigmoidoscopia flessibile o la colonografia CT.

Lo screening visivo richiede che l'intestino sia privo di feci. La preparazione dell'intestino consiste in una dieta liquida e potenti lassativi. Seguire le istruzioni preparatorie del medico prima di sottoporsi allo screening. Se l'intestino non è sufficientemente pulito, potrebbe essere necessario riprogrammare l'esame, ripetere il test o eseguire un test diverso.

Una biopsia è una procedura che rimuove campioni di tessuto per ulteriore test. Una polipectomia è un tipo di biopsia che rimuove interi polipi (crescite anomale della parete intestinale interna). Una biopsia può essere realizzata solo durante la colonscopia e la sigmoidoscopia flessibile. Un utensile da taglio vien inserito attraverso l'endoscopio per rimuovere il tessuto. La maggior parte dei polipi può essere rimossa con un endoscopio. Raramente è necessario un intervento chirurgico.

Screening fecale

Lo screening fecale è più facile di un test visivo. A casa, si raccoglie un campione di feci in un contenitore. Si manda il campione a un laboratorio

Colonscopia

La colonscopia è una procedura che consente ai medici di vedere all'interno dell'intestino. La procedura avviene in sedazione. Il medico userà un dispositivo manuale denominato endoscopio. Gli endoscopi concepiti per la colonscopia sono denominati colonscopi. Solo la parte sottile a forma di tubo del dispositivo viene guidata attraverso l'ano, fino al retto e nel colon. Il dispositivo ha una videocamera, leggera, e un utensile da taglio.

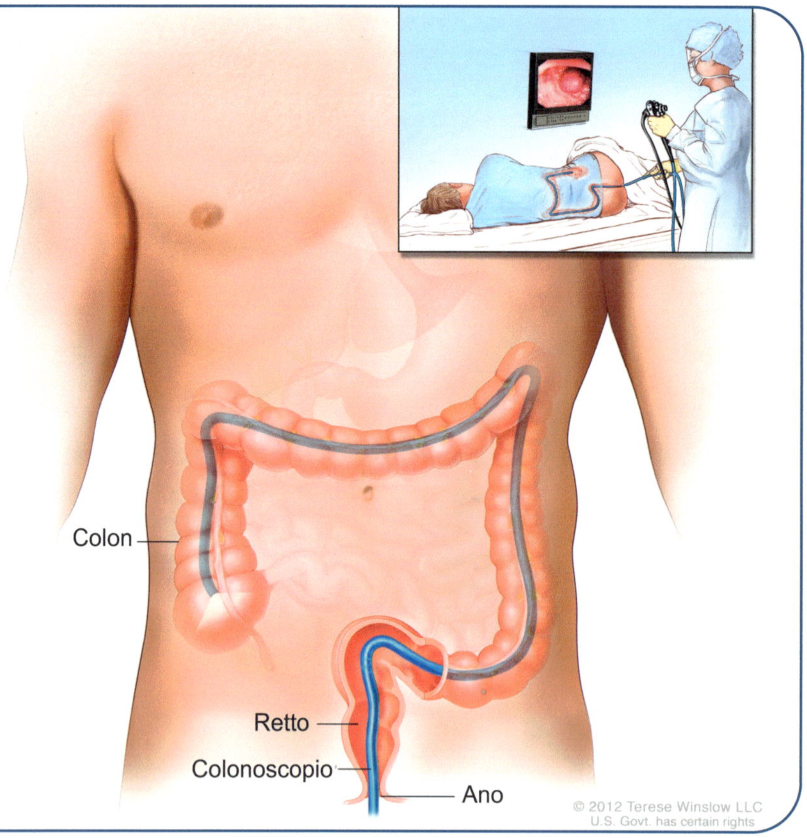

Le opzioni di screening per un rischio medio

Screening visivo	Pro	Contro
Colonscopia Un esame del colon e del retto con un sottile dispositivo che viene delicatamente inserito attraverso l'ano	• Screening in un passaggio - nessun test aggiuntivo necessario • Intervalli molto lunghi tra i controlli se tutto risulta nella norma	• Preparazione dell'intestino necessaria • Realizzazione della procedura in ambulatorio • Sedazione impiegata • Ridotto rischio di sanguinamento, infezione e lesioni
Sigmoidoscopia flessibile Un esame dell'ultima parte del colon con un sottile dispositivo che viene delicatamente inserito attraverso l'ano	• Intervalli lunghi tra i controlli se tutto risulta nella norma • Sedazione non necessaria	• Preparazione dell'intestino necessaria • Realizzazione della procedura in ambulatorio • Non esamina tutto il colon • Una colonscopia è necessaria se si rilevano dei polipi
Colonografia CT Raggi X del colon	• Intervalli lunghi tra i controlli se tutto risulta nella norma • Sedazione non necessaria	• Preparazione dell'intestino necessaria • Realizzazione della procedura in ambulatorio • Potrebbe non rilevare i polipi piatti • Nuovo screening o colonscopia necessari se si rilevano dei polipi
Screening fecale		
Test del DNA fecale multibersaglio (mt-sDNA) Un test di laboratorio che ricerca nelle feci eventuali marcatori tumorali genetici **Test immunochimico fecale (FIT) e test a base di guaiaco ad alta sensibilità** Test di laboratorio che ricercano piccole quantità di sangue nelle feci	• Le feci vengono raccolte direttamente a casa • Nessuna preparazione è necessaria • Nessun rischio fisico	• Una colonscopia è necessaria se si rilevano risultati anomali • Test non preciso come quello visivo • Screening frequenti anche se i risultati sono nella norma

per l'analisi. I test delle feci includono il test immunochimico fecale (FIT), il test di ricerca del sangue occulto nelle feci ad alta sensibilità e il test del DNA fecale multibersaglio (mt-sDNA).

Sebbene più facile, i test delle feci non sono attendibili come i test visivi nel rilevare i polipi che diventano tumori. Inoltre, lo screening è un processo in due fasi se gli esiti del test sulle feci presentano delle anomalie. La seconda fase è sottoporsi a una colonscopia entro 6-10 mesi dal test delle feci. Nessun ulteriore test è necessario se i rilievi della colonscopia dopo il FIT o mt-sDNA sono nella norma.

Lo screening successivo può avvenire dopo 10 anni

Quando i risultati dello screening sono nella norma, lo screening successivo può avvenire con un metodo di screening qualsiasi. L'intervallo di tempo tra gli screening varia in base al metodo di screening precedente. **Vedere la Guida 2** per gli intervalli di screening per il rischio medio.

Un nuovo screening con colonscopia ha l'intervallo più lungo, 10 anni. Un nuovo screening con sigmoidoscopia flessibile può essere fatto dopo 10 anni se si esegue il test delle feci FIT ogni anno.

L'intervallo dopo uno screening visivo può essere determinato sulla base della qualità del controllo precedente. Un intervallo di 1 anno può essere necessario se l'intestino non è stato pulito a sufficienza o se la procedura non è stata completata.

Se si rilevano polipi precancerosi o un tumore del colon retto, leggere il Capitolo 4 per apprendere i passaggi successivi.

Guida 2. Nuovo screening sulla base di un rischio medio

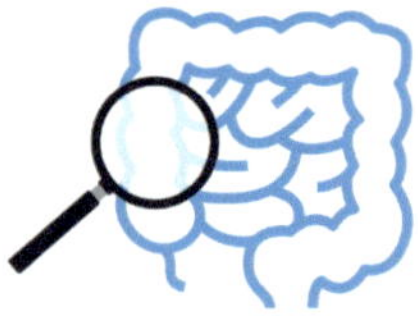

Opzioni di screening	Intervallo di tempo fino a nuovo screening se i risultati precedenti sono nella norma
Colonscopia	Nuovo screening dopo 10 anni
Sigmoidoscopia flessibile	Nuovo screening 5 - 10 anni dopo
Colonografia CT	Nuovo screening dopo 5 anni
Test del DNA fecale multibersaglio	Nuovo screening dopo 3 anni
Test a base di guaiaco ad alta sensibilità	Nuovo screening dopo 1 anno
Test immunochimico fecale	Nuovo screening dopo 1 anno

Aspetti fondamentali

- Le persone a rischio medio di tumore del colon retto iniziano lo screening a 45 anni di età. È necessario non presentare altri fattori di rischio principali.
- È possibile scegliere il tipo di screening cui sottoporsi.
- Il migliore test di screening è quello che viene fatto. Discutere i pro e i contro di ciascun metodo di screening con il proprio medico curante in modo tale da prendere una decisione informata.
- L'intervallo di tempo tra gli screening varia in base al metodo di screening precedente. Lo screening non è necessario per altri 10 anni se si ottiene un esito nella norma con una colonscopia. Un nuovo screening dopo un test delle feci deve essere realizzato dopo 1-3 anni.

Vogliamo la tua opinione!

Il nostro obiettivo è quello di fornire informazioni utili e di facile comprensione sul cancro.

Completa il nostro sondaggio per comunicarci cosa abbiamo fatto bene e cosa possiamo migliorare:

NCCN.org/patients/feedback

"

Il tumore del colon retto è sempre stato pensato come una "patologia delle persone anziane". Ora gli studi hanno dimostrato che una persona nata nel o dopo il 1990 ha una probabilità di 2 - 4 volte superiore di sviluppare un tumore del colon retto rispetto a una persona nata nel 1950. Per questo motivo è molto importante sottoporsi allo screening a 45 anni.

– Lara, sopravvissuta a un tumore rettale

3 Anamnesi familiare

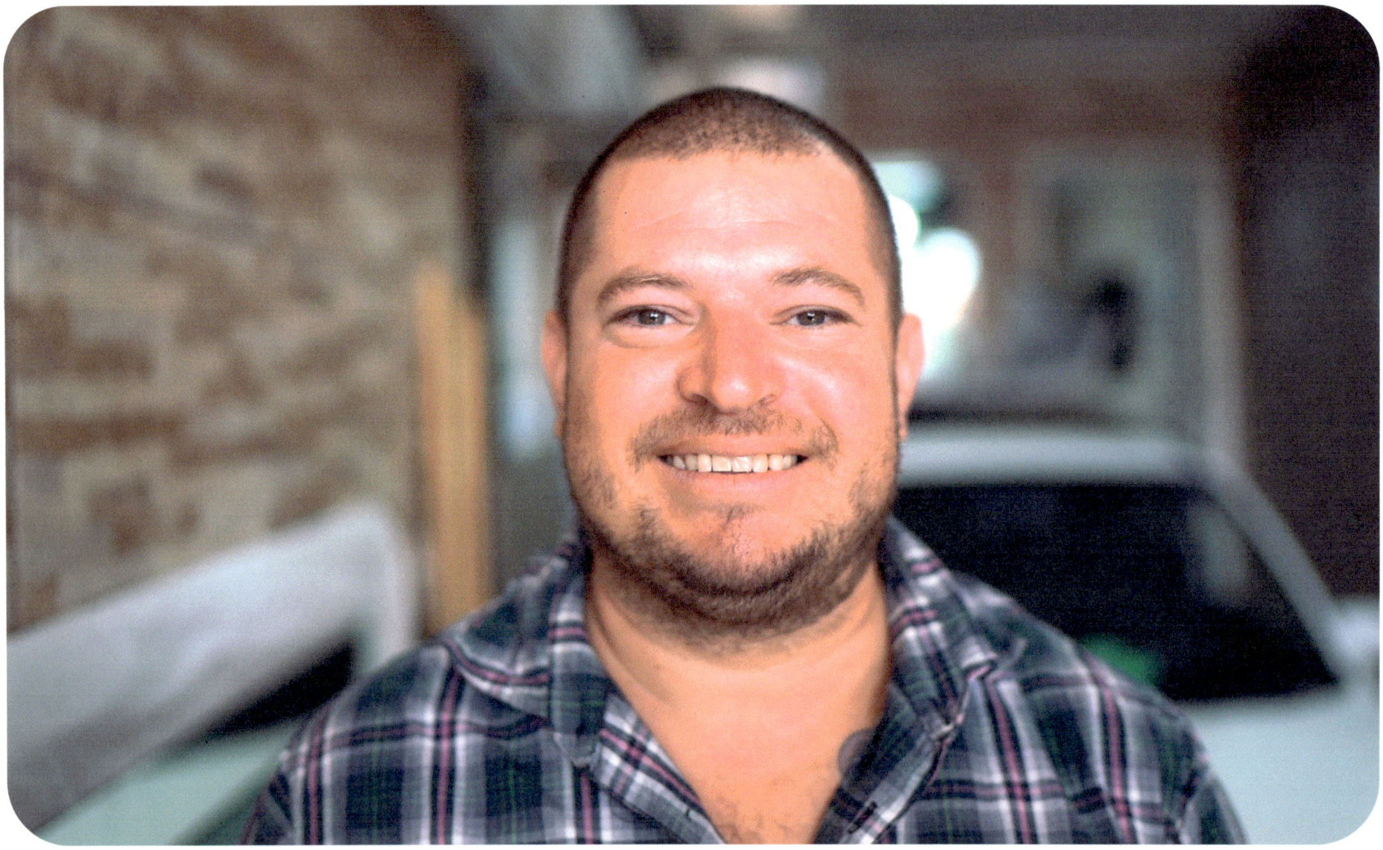

Il tumore del colon retto non si manifesta nella maggior parte delle famiglie. Circa 1 persona su 3 con il tumore del colon retto ha un membro della famiglia che lo ha avuto. L'anamnesi familiare aumenta il rischio, ma non significa di essere certi di avere un tumore del colon retto.

Precedenti ad alto rischio

In alcune famiglie, vari parenti di sangue hanno il tumore del colon retto. Quando il tumore si manifesta su vari parenti lontani o più giovani, ciò può essere dovuto a una sindrome del cancro ereditario.

Le forme tumorali ereditarie sono causate da un gene anomalo che viene trasmesso da un parente di sangue a un bambino. Esse sono tuttavia rare.

Il medico curante può sospettare che il paziente abbia una forma tumorale ereditaria. In questo caso, si rivolgerà a un genetista esperto. Tali esperti diagnosticano e pianificano la gestione di una forma tumorale ereditaria.

Esistono diversi tipi di forme tumorali ereditarie che mettono una persona a rischio alto di tumore del colon retto:

- La sindrome di Lynch è causata da un errore ereditato (mutazione) nei geni del mismatch repair (MMR). A volte, la sindrome di Lynch è riferita come cancro colorettale ereditario non poliposico (HNPCC) ma non sono esattamente uguali.
- Le sindromi da poliposi sono un gruppo di sindromi tumorali che causano polipi multipli nel colon retto. La più comune è la poliposi adenomatosa familiare (FAP).

Conoscere la propria familiarità

La familiarità è uno dei fattori di rischio più importanti per il tumore del colon retto. Essere preparati per comunicare al medico curante le seguenti informazioni:

- Il tipo di tumore, se presente, tra i parenti di sangue
- L'età al momento della diagnosi del tumore
- L'età attuale o al momento del decesso
- Condizioni di salute ereditata e difetti di nascita nella famiglia

"Il test genetico, che identifica con una mutazione MSH2 (sindrome di Lynch), ha aiutato a prendere decisioni sul futuro trattamento e comprende il rischio futuro per altri tumori. Questo consente l'opportunità di essere proattivi nella cura sanitaria.

– Wenora, tre volte sopravvissuta al tumore

Parenti di sangue

I parenti di sangue sono membri della famiglia correlati fin dalla nascita. La storia di salute dei parenti di sangue è importante per definire il rischio per il tumore del colon retto. Si condivide circa la metà (50%) dei geni con i parenti di primo grado. Un quarto (25%) dei geni sono condivisi con i parenti di secondo grado. Mentre con i parenti di terzo grado si condivide il 12,5% dei geni.

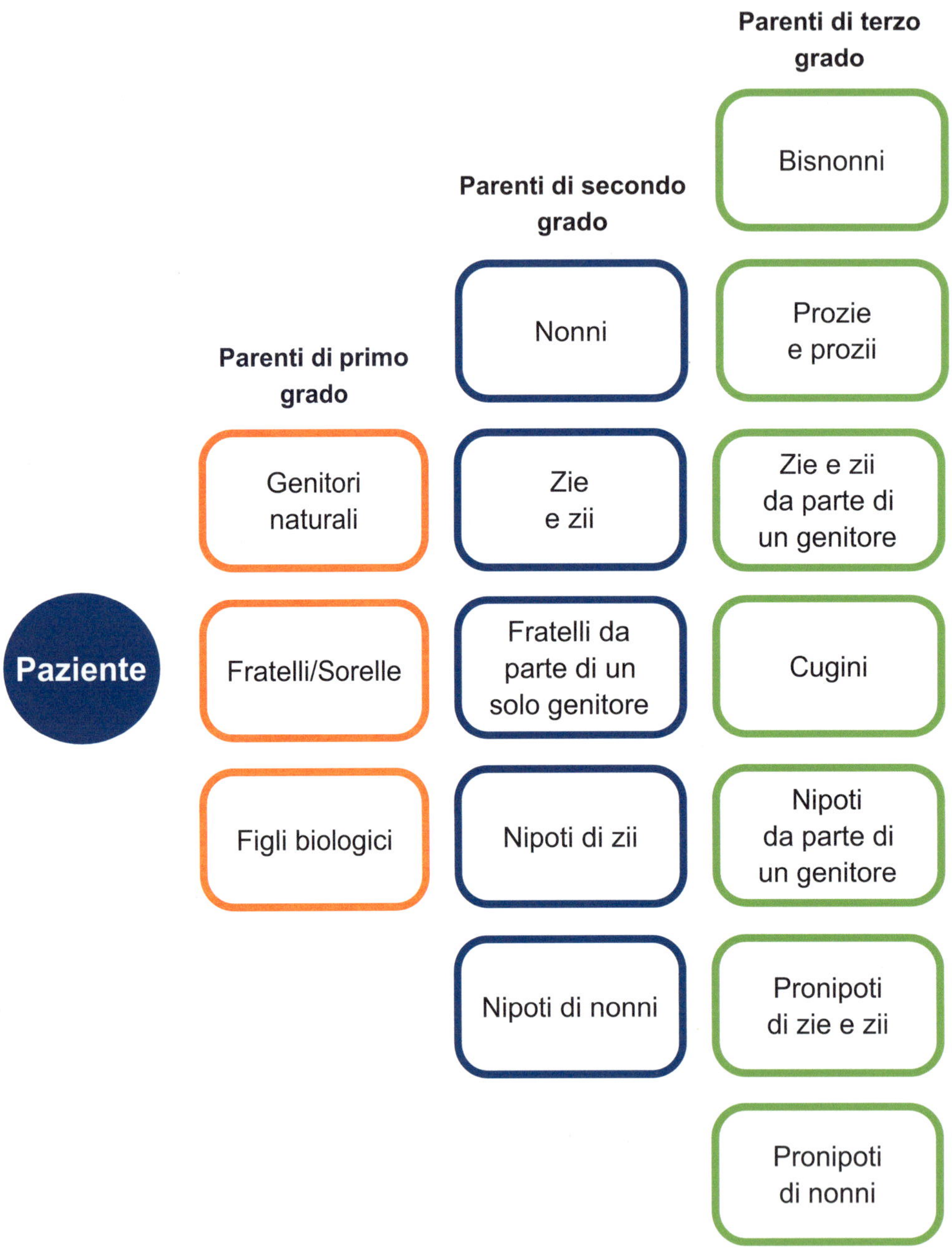

Anamnesi con rischio aumentato

La maggior parte delle famiglie con una storia di tumore del colon retto ha una forma tumorale ereditaria. In queste famiglie la causa del cancro non è chiara. Il cancro può essere causato da geni condivisi, esperienze condivise, o entrambi.

Familiarità del tumore del colon retto

Sei a un rischio aumentato di tumore del colon retto se un parente di sangue ha avuto un tumore del colon retto. È probabile che vi sia una causa genetica se molti parenti hanno avuto un tumore del colon retto. È anche più probabile se il tumore si è verificato prima dei 45 anni di età.

Familiarità dell'adenoma

Il rischio è aumentato se un parente di primo grado ha avuto un adenoma avanzato. Un adenoma è un tipo comune di polipo.

Un adenoma avanzato ha una o più di queste caratteristiche:

- Displasia di alto grado - Una displasia è una conformazione di crescita cellulare anomala. La displasia di alto grado consiste in cellule con maggiore probabilità di diventare un tumore.
- Grande dimensione - Un adenoma è grande se è almeno 1 centimetro di dimensione.
- Istologia villosa o tubulo-villosa - Gli adenomi tubolari sono i più comuni, ma gli adenomi villosi o tubulo-villosi hanno maggiore probabilità di diventare un tumore. Gli adenomi serrati tradizionali (TSA) hanno una configurazione di crescita villosa.

Familiarità del polipo serrato sessile

Il rischio è aumentato se un parente di primo grado ha avuto un polipo serrato sessile (SSP). Un SSP è uno dei diversi tipi di polipi con una configurazione di cellula seghettata (serrata). Come gli adenomi,

Conformazioni di crescita degli adenomi

Gli adenomi hanno 3 configurazioni di crescita. Negli adenomi tubolari, le ghiandole hanno una forma arrotondata (sx). Gli adenomi villosi hanno ghiandole lunghe (in mezzo). Gli adenomi tubulo-villosi sono un mix di entrambe le ghiandole (dx).

Tubolare: https://commons.wikimedia.org/wiki/File:Tubular_adenoma_2_intermed_mag.jpg
Adenoma villoso: https://commons.wikimedia.org/wiki/File:Villous_adenoma1.jpg
Adenoma tubolo-villoso: https://commons.wikimedia.org/wiki/File:Tubulovillous_adenoma.jpg

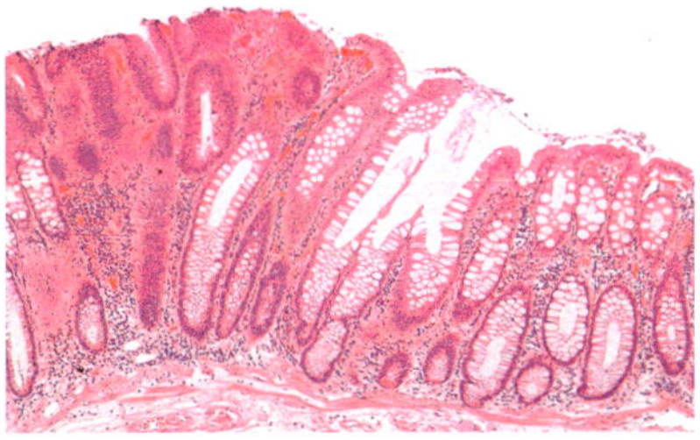
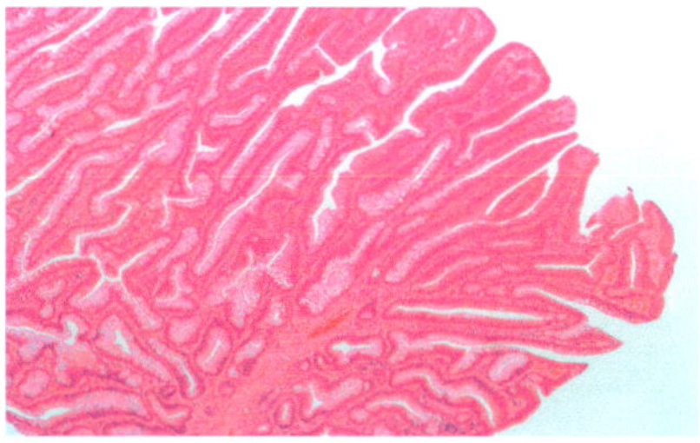
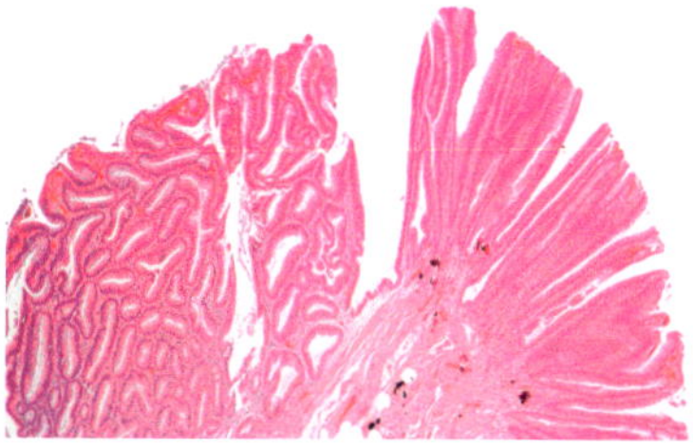

i SSP hanno un rischio aumentato di tumore. Un SSP avanzato ha una o entrambe di queste due caratteristiche:

- Displasia - Un SSP può avere una tasca (focus) di displasia. Tali polipi sono denominati polipi serrati sessili con displasia (SSP-d).
- Grande dimensione - Un SSP è grande se è almeno 1 centimetro di dimensione.

Screening per rischio aumentato

Rispetto allo screening per il rischio medio, uno screening basato sulla familiarità spesso inizia prima ed è più frequente. **Vedere la Guida 3** per uno screening basato sulla familiarità.

Il programma di screening può essere personalizzato. Se non si fossero rilevate preoccupazioni in 2 o più screening precedenti, l'intervallo di tempo tra gli screening può essere aumentato. Altri fattori che possono alterare lo screening includono l'età, il numero e l'età dei membri della famiglia coinvolti.

Se si rilevano polipi precancerosi o un tumore del colon retto, leggere il Capitolo 4 per apprendere i passaggi successivi.

È possibile aiutare la famiglia comunicando gli esiti degli screening. Il medico può essere in grado di fornire gli esiti dei test o una lettera che è possibile condividere. Una volta che i familiari vengono a conoscenza dei precedenti, possono prendere decisioni informate per se stessi.

Aspetti fondamentali

- La sindrome di Lynch e le sindromi da poliposi sono condizioni di salute molto rare che coinvolgono le famiglie. Esse sono condizioni ad alto rischio per il tumore del colon retto.
- Lo screening del tumore del colon retto spesso inizia prima dei 40 anni di età se la famiglia ha polipi precancerosi o tumore del colon retto ma non una forma tumorale ereditaria. È possibile un nuovo screening entro i successivi 5 anni se non vengono rilevati polipi.
- Dato che la familiarità è legata alla tempistica dello screening tumorale, informare la famiglia degli esiti degli screening. Successivamente sarà possibile prendere decisioni informate per se stessi.

Mostrare e condividere gli esiti degli screening con la famiglia.

Guida 3. Screening basato sulla familiarità

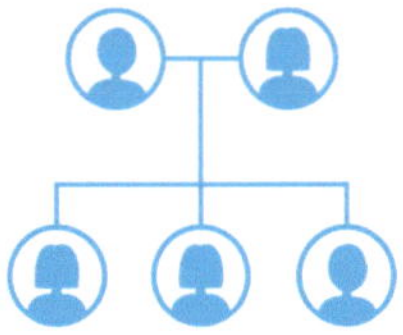
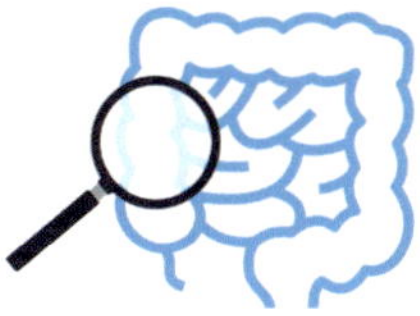

La propria familiarità	Iniziare lo screening con una colonscopia anticipatamente rispetto alle indicazioni temporali		Intervallo di tempo fino a nuovo screening se i risultati precedenti sono nella norma
Uno o più dei parenti di primo grado hanno avuto un tumore del colon retto	Età 40 o	10 anni prima della prima diagnosi dei parenti	Nuovo screening ogni 5 anni
Uno o più dei parenti di secondo e terzo grado hanno avuto un tumore del colon retto	Età 45 o	prima dei 45 anni se il tumore del parente è stato diagnosticato precocemente	Nuovo screening ogni 10 anni
Uno o più dei parenti di primo grado hanno avuto un adenoma avanzato o un polipo serrato sessile avanzato	Età 40 o	stessa età dell'età del parente al momento della diagnosi	Nuovo screening ogni 5 - 10 anni

Polipi serrati

I polipi serrati hanno una configurazione di cellule seghettate. Esistono 3 tipi principali di polipi serrati. I polipi iperplastici sono serrati e la maggior parte non rappresenta un rischio di tumore. I polipi serrati sessili possono diventare un tumore (mostrato). Adenomi serrati tradizionali sono rari e possono diventare un tumore.

Serrati: https://commons.wikimedia.org/wiki/File:Sessile_serrated_adenoma_2_intermed_mag.jpg

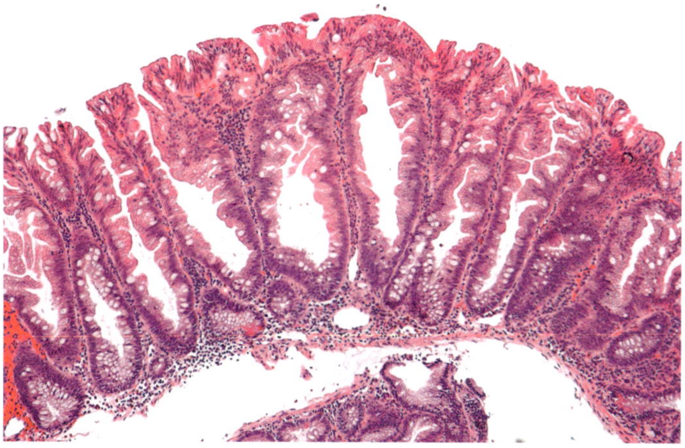

4

Polipi e tumore del colon retto

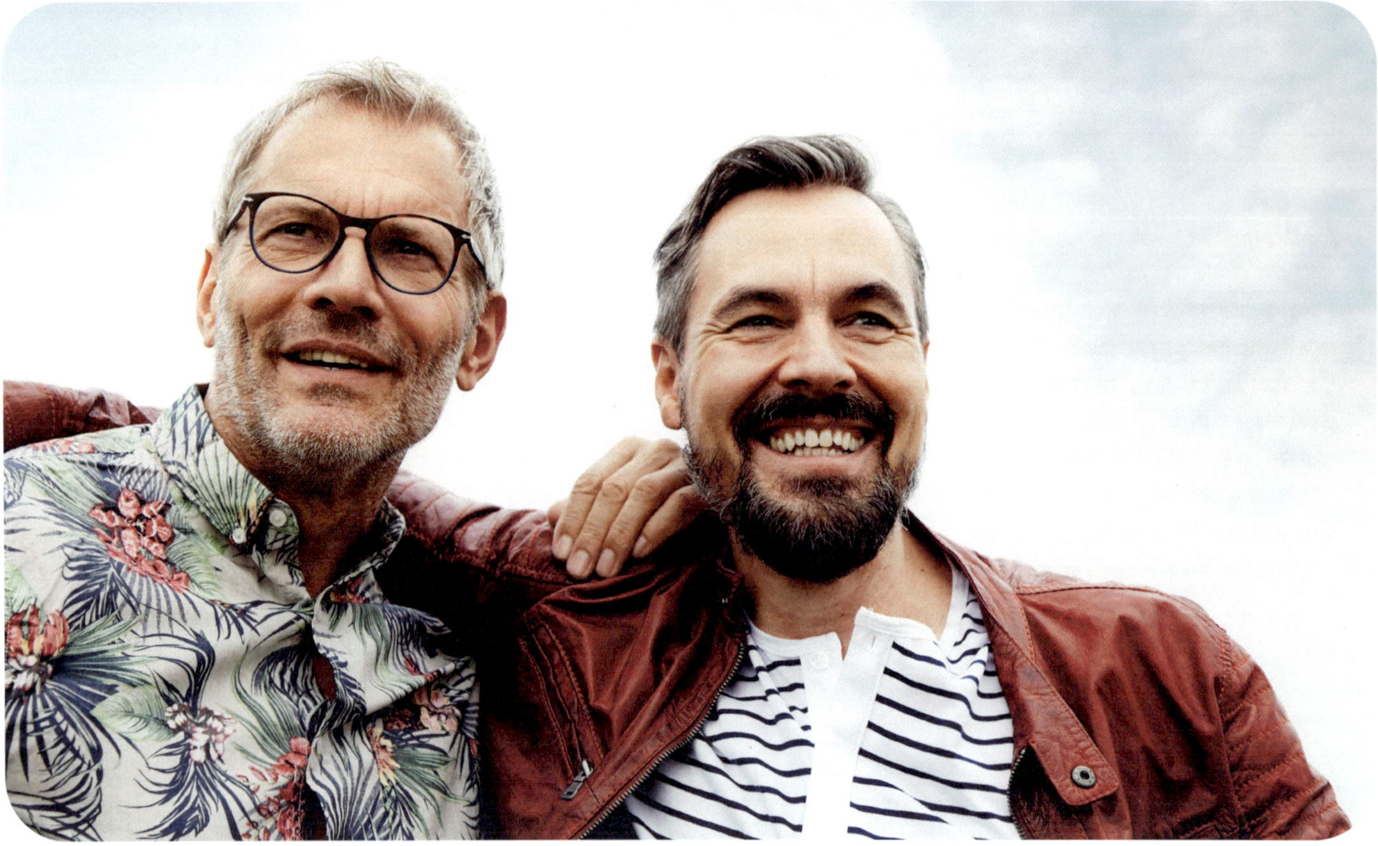

Un polipo colorettale è una crescita anomala dello strato interno dell'intestino crasso. I polipi rimossi vengono inviati all'analisi di un anatomopatologo. Le fasi successive di cura si basano su quello che il medico ha visto durante la colonscopia e gli esiti patologici.

I polipi che aumentano il rischio

La maggior parte dei polipi non diventa tumore, tuttavia il rischio di tumore aumenta con uno o più di questi tre polipi:

Adenoma

Un adenoma è anche denominato un polipo adenomatoso, polipo tradizionale e polipo convenzionale. È il tipo più comune di polipo colorettale. Si tratta di una crescita anomala di cellule tipo ghiandole che producono muco.

Alcuni adenomi hanno maggiore probabilità di diventare un tumore rispetto ad altri. Essi sono denominati adenomi "avanzati". Un adenoma avanzato ha una o più di queste caratteristiche:

- Displasia di alto grado - Una displasia di alto grado consiste in cellule che hanno maggiore probabilità di diventare un tumore.
- Grande dimensione - Un adenoma è grande se è almeno 1 centimetro di dimensione.
- Istologia villosa o tubolo-villosa - Gli adenomi hanno 3 tipi di configurazioni di crescita denominate tubolare, villosa e tubolo-villosa. La configurazione tubolare è la più comune, tuttavia gli adenomi villosi o tubulo-villosi hanno maggiore probabilità di diventare un tumore.

Polipo serrato sessile

Un polipo serrato sessile (SSP) è in rilievo sulla parete colorettale e ha una configurazione di cellule seghettate. Gli SSP avanzati hanno un rischio aumentato di diventare un tumore. Un SSP avanzato ha una o entrambe di queste due caratteristiche:

- Displasia - Un SSP può avere una tasca (focus) di displasia. Tali polipi sono denominati polipi serrati sessili con displasia (SSP-d).
- Grande dimensione - Un SSP è grande se è almeno 1 centimetro di dimensione.

Adenoma serrato tradizionale

Gli adenomi serrati tradizionali (TSA) sono rari. Essi hanno una configurazione di crescita villosa e una configurazione di cellule seghettate. Possono sviluppare displasia. In caso di TSA pregressa, probabilmente si avrà un altro polipo con un rischio alto di diventare tumore.

"Siamo tutti molti impegnati con le nostre vite personali e professionali. Tuttavia, lo screening del tumore del colon retto è rapido e facile e, se completato in maniera tempestiva, può fare la differenza tra vita e morte.

– Evan, sopravvissuto al tumore rettale

Polipi rilevati dalla colonscopia

Alcune caratteristiche di polipi pretumorali suggeriscono un rischio aumentato di tumore del colon retto. Alcune caratteristiche, come dimensione e forma dei polipi, possono essere rilevate durante una colonscopia. Altre caratteristiche vengono rilevate con un microscopio.

Forma

I polipi senza stelo sono più difficili da rimuovere e hanno maggiore probabilità di diventare un tumore.

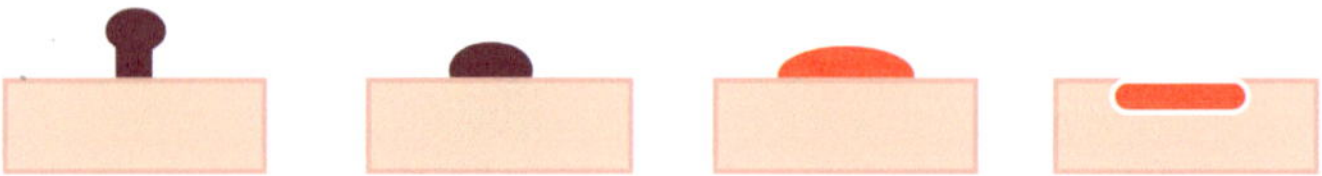

Peduncolato — Sessile — Piatto — Depresso

Tipo

Non tutti i polipi hanno un rischio di tumore. I polipi che possono diventare un cancro includono adenomi (sx) e polipi serrati (dx).

Crediti fotografici: Adenoma villoso: commons.wikimedia.org/wiki/File:Villous_adenoma1.jpg (sx). Polipo serrato: commons.wikimedia.org/wiki/File:Sessile_serrated_adenoma_2_intermed_mag.jpg (dx).

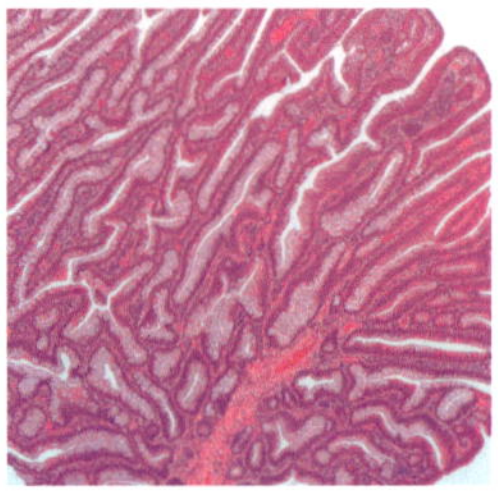

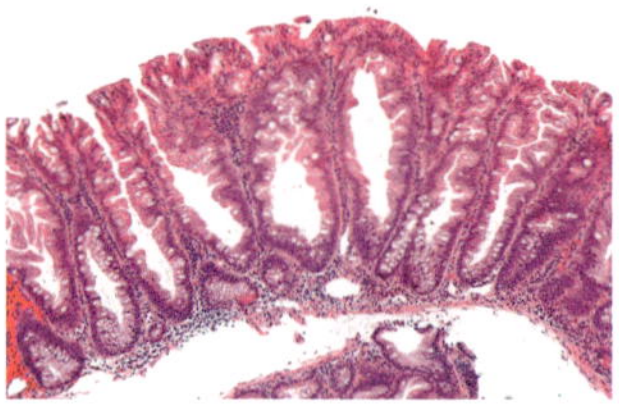

Dimensione

Esiste un alto rischio di tumore se i polipi sono di dimensione pari o superiore a 1 centimetro.

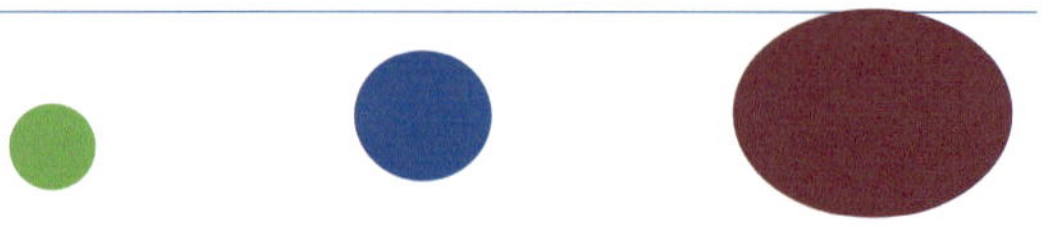

½ centimetro Pisello — 1 centimetro Mirtillo — 2 centimetri Uva

Numero

Esiste un alto rischio di tumore con 3 o più polipi.

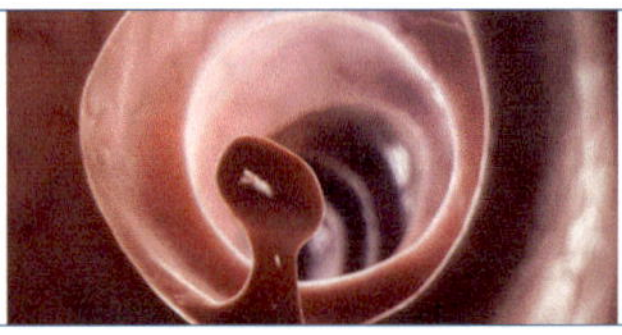

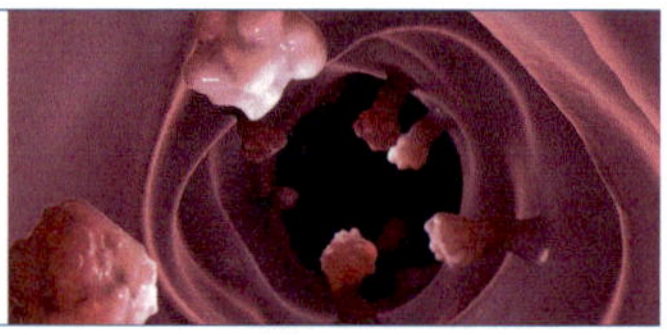

Posizione

I polipi nel colon ascendente hanno un rischio superiore di tumore (sx). Piccoli polipi iperplastici nel colon prossimale possono richiedere un maggiore screening (dx).

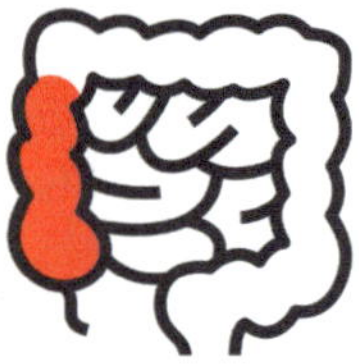

Ascendente

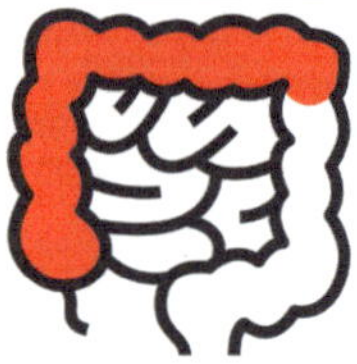

Prossimale

Displasia

La displasia è una configurazione di crescita anomala. Una displasia di alto grado è più anomala rispetto a una displasia di basso grado.

Crediti fotografici: Colon nella norma: commons.wikimedia.org/wiki/File:Colon,_intermed._mag.jpg (sx). Displasia di basso grado: commons.wikimedia.org/wiki/File:Tubular_adenoma_-_colon,_intermed._mag.jpg (nel mezzo). Displasia di alto grado: commons.wikimedia.org/wiki/File:Colon_adenoma_with_high-grade_dysplasia,_intermed._mag.jpg (dx).

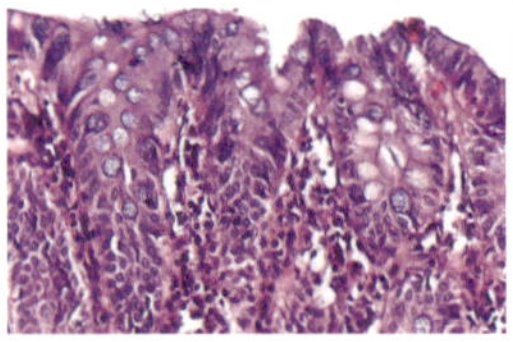

Colon nella norma

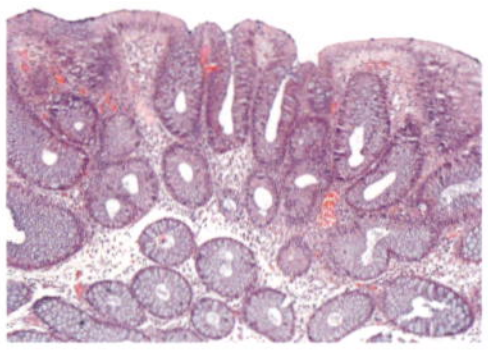

Displasia di basso grado

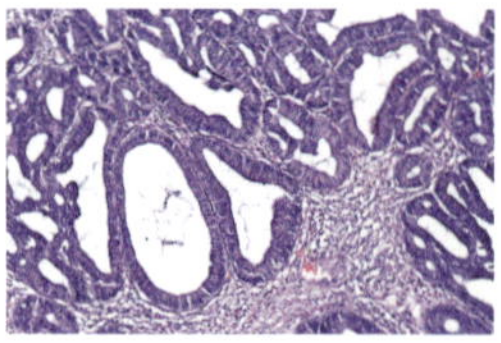

Displasia di alto grado

Guida 4. Nuovo screening dopo la rimozione di piccoli polipi pretumorali

Numero e tipo di polipo rimosso	Periodo di tempo fino a un nuovo screening con colonscopia	Se i risultati del nuovo screening sono nella norma, il periodo di tempo fino allo screening successivo risulta esteso
1 o 2 adenomi	da 7 a 10 anni	10 anni
1 o 2 polipi serrati sessili	5 anni	10 anni
Adenoma serrato tradizionale	3 anni	5 anni
1 o 2 adenomi avanzati (displasia di alto grado, istologia villosa o tubulo-villosa)	3 anni	5 anni
Da 1 a 2 polipi serrati sessili con displasia	3 anni	5 anni
Da 3 a 10 adenomi o polipi serrati sessili	3 anni	5 anni
11 o più adenomi o polipi serrati sessili	Da 1 a 3 anni	L'elevato numero di polipi suggerisce la presenza di una sindrome da poliposi. Se il test genetico rileva altro oppure non è stato fatto, procedere con lo screening.

Intervallo di tempo prima di un nuovo screening

Quando uno o due piccoli adenomi vengono rilevati e rimossi, il periodo di tempo prima di un nuovo screening è simile a un rischio medio. Se un altro polipo dovesse crescere, richiederebbe molti anni prima di diventare un tumore. Il rischio di ricorrenza di polipo è maggiore per i polipi serrati, quindi l'intervallo è più breve. **Vedere la Guida 4** per gli intervalli di screening dopo il rilevamento e la rimozione di piccoli polipi.

Un elevato numero di polipi è un problema. Avere da 3 a 10 polipi aumenta il rischio di tumore anche se i polipi non sono in uno stato avanzato. Avere più di 11 polipi può essere dovuto a una forma tumorale ereditaria. Il medico deve fare riferimento a un test genetico.

Guida 5. Nuovo screening dopo la rimozione di grandi polipi pretumorali

Tipo di polipo rimosso	Periodo di tempo fino a un nuovo screening con colonscopia	Se i risultati del nuovo screening sono nella norma, il periodo di tempo fino allo screening successivo risulta esteso
Polipo peduncolato	3 anni	
Un polipo depresso, sessile o piatto senza caratteristiche aggiuntive per preoccupazione	Da 1 a 3 anni	3 anni
Un polipo depresso, piatto o sessile: • Ha un rischio aumentato di recidiva • È stato rimosso in pezzi	6 mesi	1 anno 3 anni
Un polipo depresso, piatto o sessile: • Ha fattori di rischio di tumore invasivo • Non è stato completamente rimosso	Può essere riferito a un esperto dell'endoscopio di grandi polipi o riferito a un chirurgo	

Grandi polipi possono essere difficili da rimuovere e possono avere altre caratteristiche che aumentano il rischio di tumore del colon retto. In questi casi, lo screening avrà maggiore ricorrenza o sarà riferito a medici esperti nella rimozione di polipi grandi. Vedere la **Guida 5** per gli intervalli di screening dopo il rilevamento e la rimozione di grandi polipi.

Tipicamente, i polipi iperplastici non progrediscono in tumore. I medici stanno studiando se i polipi iperplastici grandi progrediscono in tumore. I polipi iperplastici sono serrati e possono essere trattati come polipi serrati sessili se sono grandi.

Se esiste una ricorrenza, un gastroenterologo può rimuovere il polipo o rivolgersi a un altro medico specializzati in polipi del colon retto.

Tumore del colon retto

Circa 1 su 24 persone negli Stati Uniti avrà un tumore del colon retto. Se hai avuto un tumore del colon retto, hai un rischio aumentato di nuovo tumore del colon retto (secondo). Questo rischio non si riferisce a un ritorno del primo tumore, denominato recidiva. Il rischio è che un nuovo polipo diventi un cancro nel tempo.

Per informazioni sulla sopravvivenza del cancro, vedere le *NCCN Guidelines for Patients: Colon Cancer* o *Rectal Cancer* all'indirizzo NCCN.org/patientguidelines. Queste linee guida riguardano anche il test dell'instabilità microsatellitare (MSI) dei marcatori per tutte le persone che hanno avuto un tumore del colon retto. Se le cellule tumorali hanno una MSI, è necessario verificare anche l'eventuale presenza della sindrome di Lynch. Avere la sindrome di Lynch aumenta il rischio del tumore del colon retto.

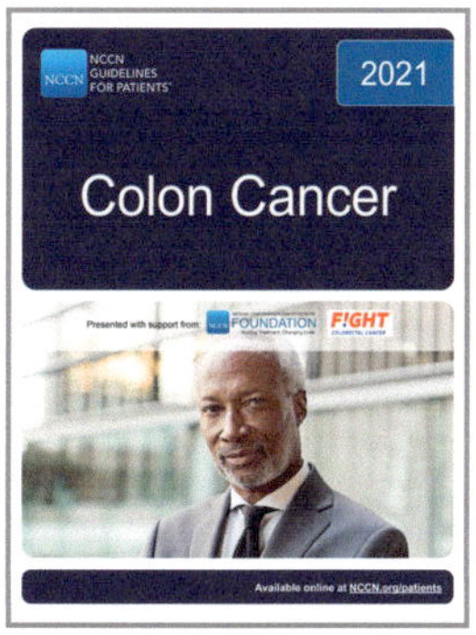

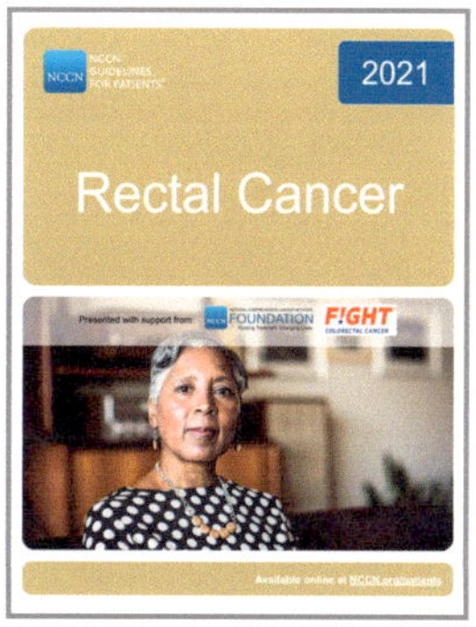

Gli scienziati hanno appreso un grande aspetto sul cancro. Di conseguenza, i trattamenti di oggi funzionano meglio dei trattamenti del passato. Inoltre molte persone affette da tumore hanno una maggiore scelta di trattamento.

Chi riguarda principalmente?

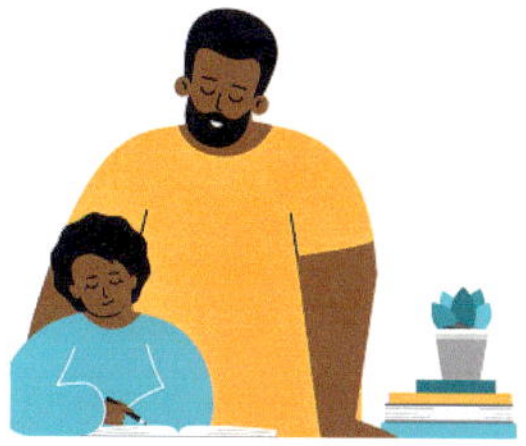

Negli stati Uniti, gli afroamericani hanno una maggiore probabilità di avere un tumore del colon retto, di ricevere una diagnosi in giovane età, e di morire di cancro rispetto a qualsiasi altro gruppo etnico o razziale.

Inoltre, gli afroamericani devono affrontare molte barriere allo screening dei tumori del colon retto.

È possibile fare dei passi avanti verso lo screening e ridurre il rischio di tumore del colon retto:

- ✓ Avviare una conversazione precocemente. Prima dei 45 anni, discutere del rischio di tumore del colon retto con il medico curante.
- ✓ Conoscere la familiarità di tumore del colon retto, che può prevedere uno screening anticipato.
- ✓ Apprendere le molte opzioni accettabili per lo screening del tumore del colon retto.
- ✓ Avviare lo screening per tempo e rimanere nel programma di follow-up.
- ✓ Alimentarsi con cibi che proteggono dal tumore del colon retto ed evitare alimenti non sani.

Aspetti fondamentali

- Sei a rischio aumentato di tumore del colon retto se si ha avuto alcuni polipi. Questi includono adenomi e polipi serrati sessili.
- Dopo la rimozione di tali polipi, la tempistica dello screening successivo si baserà su diversi fattori, come per esempio il numero di polipi. La tempistica si baserà anche sulla presenza o meno di polipi con cellule anomale, non completamente rimossi, o con caratteristiche ad alto rischio.
- Se hai avuto un tumore del colon retto, hai un rischio aumentato di avere un nuovo polipo tumorale. Seguire le raccomandazioni di sorveglianza nelle linee guida di trattamento.

“

Una colonscopia ha permesso ai medici di risolvere la mia malattia misteriosa. Sentirsi dire “Lei ha un tumore” è un momento di svolta nella vita. Ma avere un tumore del colon retto di secondo stadio precoce mi ha salvato la vita.

– Heather

5

Patologia infiammatoria dell'intestino

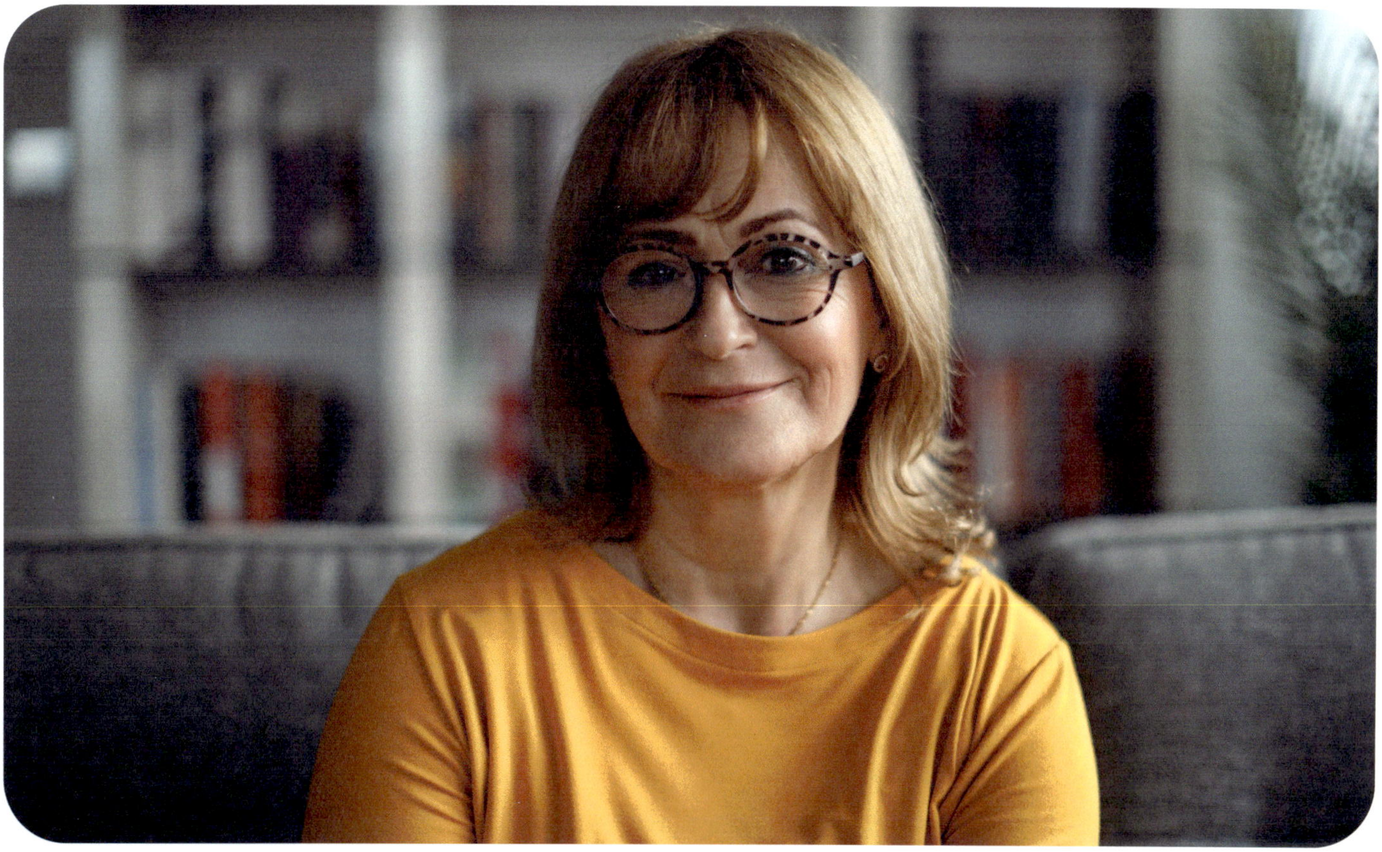

La patologia infiammatoria dell'intestino causa un'infiammazione a lungo termine e danni all'interno del tratto digestivo. Due tipologie di questa patologia che spesso portano al tumore del colon retto sono la colite ulcerosa e quella da morbo di Crohn.

Infiammazione cronica e tumore

L'infiammazione è una reazione di difesa del corpo. Si verifica quando un fattore fisico attiva il sistema immunitario del corpo. Questo sistema invia cellule immuni per attaccare l'attivazione fisica. L'attacco può causare sintomi, come gonfiore e dolore.

Una normale infiammazione aiuta a guarire il corpo. L'infiammazione cronica può causare danni. L'infiammazione cronica può portare a una displasia denominata crescita cellulare anomala. Nel tempo, la displasia può diventare un tumore.

La patologia infiammatoria dell'intestino (IBD) è una risposta anomala del sistema immunitario ad alcune cellule nella parete intestinale. La colite da morbo di Crohn è un tipo di patologia del morbo di Crohn che interessa il colon. La colite ulcerosa si verifica solo nel colon e nel retto.

Avere la colite da morbo di Crohn o colite ulcerosa aumenta il rischio di tumore del colon retto. Il tuo rischio è ulteriormente aumentato con i seguenti fattori ad alto rischio:

- Infiammazione di lunga durata, attiva o grave del colon.
- Infiammazione di una grande quantità del colon.
- Displasia nella parete del colon. La displasia di alto grado consiste in cellule con maggiore probabilità di diventare un tumore.
- Una condizione di salute denominata colangite sclerosante primitiva, che causa infiammazione e restringe i condotti biliari.
- I parenti di sangue che hanno avuto un tumore del colon retto, soprattutto se il tumore avvenuto prima dei 50 anni di età.

Con un'infiammazione solo nel retto, è possibile seguire lo screening per un rischio medio. Leggere il Capitolo 2 per le informazioni di screening.

> "
>
> È importante conoscere i sintomi del tumore del colon retto e conoscere il proprio corpo. Non aspettare o pensare che non ti possa accadere.
>
> – Lara, sopravvissuta a un tumore rettale

Inizio dello screening tumorale

Il morbo di Crohn e la colite ulcerosa spesso si manifestano prima dei 30 anni di età. Esiste un secondo picco di entrambe le patologie successivamente nella vita.

Iniziare lo screening dei tumori del colon retto quanto prima possibile in base allo stato di salute personale:

- 8 anni dopo i sintomi dell'inizio di IBD
- Prima di 8 anni se la propria familiarità include un tumore del colon retto
- Nell'anno in corso con una colangite sclerosante primitiva

La displasia è difficile da vedere perché spesso si verifica in una sezione di aspetto normale e piatta della parete di colon. È ideale fare lo screening quando l'IBD è inattivo usando i migliori metodi per vedere la parete colorettale.

La procedura di screening deve sempre essere una colonscopia. Il medico guiderà delicatamente un sottile dispositivo attraverso l'ano e nel colon in sedazione. Le tre opzioni per IBD sono:

- L'endoscopia leggera bianca ad alta definizione (HD-WLE) che produce oltre un milione di punti colorati (pixel) su immagini del colon. Le immagini sono più chiare quando il numero di pixel aumenta.
- Lo cromoendoscopia con applicazione di colorante usando un'endoscopia ad alta definizione applica una macchia alla parete interna del colon.
- Una cromoendoscopia virtuale (VCE) che usa immagini a banda stretta non usa coloranti e invece filtra la luce bianca. Questo metodo è anche denominato VCE ottica.

Durante lo screening, almeno 32 campioni tissutali saranno rimossi (con biopsia) da quattro parti del colon. Il medico deciderà quale tessuto rimuovere e distanzierà le biopsie di 10 centimetri. Più campioni saranno rimossi di qualsiasi area stretta (stenosi), masse sulla parete del colon o altre aree anomale.

Inoltre, durante la cromoendoscopia, il medico realizzerà biopsie puntuali di tessuto dall'aspetto anomalo visualizzato grazie al colorante o a un'illuminazione speciale.

Intervallo di tempo prima di un nuovo screening

Se l'ultimo screening ha rilevato una stenosi, è necessaria una visita da un esperto in IBD. Le stenosi del colon possono celare un tumore soggiacente. Il prossimo passaggio di cura può essere una colectomia. La colectomia è un intervento chirurgico che rimuove tutto o parte del colon. Se la chirurgia non viene effettuata, sarà necessario sottoporsi a uno screening dopo 1 anno.

Se nessun polipo o displasia è stato rilevato, sottoporsi a un nuovo screening dopo 1 anno con un alto rischio di tumore. Le caratteristiche ad alto rischio includono infiammazione attiva, familiarità e colangite sclerosante primitiva. Effettuare un nuovo screening dopo 2 - 3 anni con basso rischio di tumore.

I polipi vengono spesso rimossi durante lo screening tumorale. Alcuni polipi possono richiedere la rimozione mediante resezione mucosale endoscopica (EMR) o dissezione submucosale endoscopica (ESD). Durante l'EMR, il polipo viene sollevato dalla parete del colon e rimosso mediante un cappio denominato ansa. L'ESD usa uno strumento tipo coltello per rimuovere i polipi.

Se un polipo non è stato completamente rimosso, può essere necessaria una visita presso un centro specializzato in IBD. Presso tale centro, il polipo può essere rimosso endoscopicamente. Altrimenti, è possibile vedere un chirurgo per valutare una colectomia.

Sarà possibile sottoporsi a uno screening del tumore del colon retto se tutti i polipi sono stati completamente rimossi. I polipi rimossi in pezzi o con una displasia di alto grado conferiscono un rischio molto alto di tumore. In tali casi, sottoporsi a un nuovo screening dopo 3-6 mesi. Se si presentano fattori di alto rischio del tumore del colon retto, sottoporsi a un nuovo screening dopo 1 anno. È possibile attendere 2-3 anni se non si possiedono fattori di alto rischio.

Una displasia invisibile non può essere vista con un endoscopio. Potrebbe essere rilevata nei campioni casuali rimossi durante l'endoscopia a luce bianca. Un anatomopatologo esperto dell'apparato digerente può aiutare nella diagnosi. Se la displasia viene confermata, è necessaria una visita da un esperto in IBD. I passaggi di cura successivi possono essere una cromoendoscopia se non realizzata prima, un intervento chirurgico o screening più frequenti.

Vedere la **Guida 6** per intervalli di nuovi screening basati su IBD.

Guida 6. Nuovo screening sulla base della patologia infiammatoria dell'intestino (IBD)

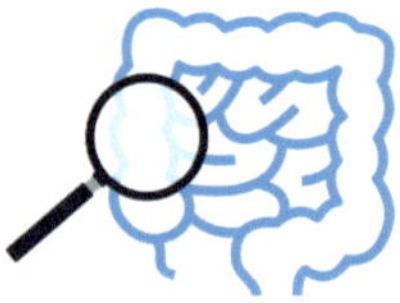 **Risultati di screening della colonscopia precedente**	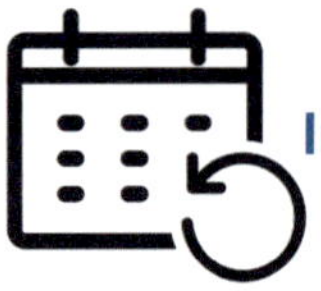 **Intervallo di tempo prima di un nuovo screening**
Nessun polipo o displasia sono stati rilevati	• Nuovo screening dopo 1 anno con una stenosi minore non trattata con chirurgia • Nuovo screening dopo 1 anno con fattori ad alto rischio • Nuovo screening dopo 2-3 anni se non si possiedono fattori di alto rischio
È stata rilevata una displasia "invisibile" (che non può essere vista con un endoscopio)	• Necessario un consulto con un esperto in IBD • È possibile essere sottoposti a un nuovo screening ora con cromoendoscopia se non effettuata prima • È possibile fare riferimento a un chirurgo
Uno o più polipi sono stati rilevati	• Nuovo screening dopo 3-6 mesi se un polipo è stato rimosso in pezzi • Nuovo screening dopo 3-6 mesi se un polipo aveva una displasia di alto grado • Nuovo screening dopo 1 anno con fattori ad alto rischio • Nuovo screening dopo 2-3 anni se non si possiedono fattori di alto rischio

Aspetti fondamentali

- Le persone affette da colite da morbo di Crohn o colite ulcerosa hanno un rischio aumentato di tumore del colon retto.
- Il tempo standard per avviare uno screening dei tumori del colon retto è 8 anni dall'inizio dei sintomi IBD. Lo screening inizia precocemente con familiarità o colangite sclerosante primitiva.
- La displasia può essere difficile da vedere con una colonscopia tipica, quindi vengono impiegati metodi di visualizzazione più nuovi.
- Consultare un esperto in IBD per una stenosi o displasia invisibile, o se un polipo intero non è stato rimosso. L'intervallo di tempo fino allo screening successivo va da 3 mesi a 3 anni sulla base del rischio di tumore.

Risorse

Tumore del colon retto

Fight Colorectal Cancer
FightColorectalCancer.org

National Cancer Institute (NCI)
cancer.gov/types/colorectal

National Comprehensive Cancer Network (NCCN)
Tumore del colon
nccn.org/patients/guidelines/content/PDF/colon-patient.pdf

Tumore del retto
nccn.org/patients/guidelines/content/PDF/rectal-patient.pdf

Screening del tumore del colon retto

Fight Colorectal Cancer
fightcolorectalcancer.org/resources/colorectal-cancer-screening

MyPathologyReport
mypathologyreport.ca

National Cancer Institute (NCI)
cancer.gov/types/colorectal/patient/colorectal-screening-pdq

Sindrome del cancro ereditario

MedlinePlus
Poliposi adenomatosa familiare
medlineplus.gov/genetics/condition/familial-adenomatous-polyposis

Sindrome di Lynch
medlineplus.gov/genetics/condition/lynch-syndrome

Patologia infiammatoria dell'intestino

Cleveland Clinic
my.clevelandclinic.org/health/diseases/15587-inflammatory-bowel-disease-overview

Sopravvivenza

National Comprehensive Cancer Network (NCCN)
Cure di sopravvivenza per una vita sana
nccn.org/patients/guidelines/content/PDF/survivorship-hl-patient.pdf

Cure di sopravvivenza per effetti a lungo termini e ritardati correlati al cancro
nccn.org/patients/guidelines/content/PDF/survivorship-crl-patient.pdf

Parole chiave

Adenoma
Crescita anomala di cellule tipo ghiandole che producono muco. Anche denominato polipo adenomatoso, polipo tradizionale e polipo convenzionale.

Ano
Apertura attraverso cui passano le feci in uscita dal corpo.

Biopsia
Procedura per rimuovere campioni di tessuto o fluido da sottoporre ad analisi per rilevare eventuali patologie.

Parenti di sangue
Persone correlate per nascita.

Indice di massa corporeo (BMI)
Misura del grasso corporeo sulla base di altezza e peso.

Colectomia
Intervento chirurgico per rimuovere una parte del colon.

Colon
Organo cavo in cui i cibi assunti si trasformano dalla forma liquida alla forma solida.

Colonscopio
Dispositivo che viene guidato attraverso l'ano per visualizzare l'interno del colon.

Colonscopia
Procedura per guardare dentro il colon con un dispositivo guidato attraverso l'ano.

Colonografia con tomografia computerizzata (CT)
Raggi X del colon.

Colite da morbo di Crohn
Condizione di salute che causa un rigonfiamento di lungo termine nel colon.

Morbo di Crohn
Condizione di salute che causa un rigonfiamento di lungo termine nel tratto digestivo.

Polipo depresso
Crescita anomala che si trova sotto al tessuto circostante.

Apparato digerente
Serie di organi che trasformano il cibo in piccole parti affinché il corpo le usi per ottenere energia.

Cromoendoscopia con applicazione di colorante
Procedura per guardare dentro il colon che usa un sistema a macchie e un dispositivo che crea immagini molto chiare.

Displasia
Conformazione di crescita cellulare anomala.

Endoscopio
Dispositivo che viene fatto passare attraverso un'apertura naturale per visualizzare l'interno del corpo.

Resezione mucosale endoscopica (EMR)
Procedura che rimuove le crescite sollevandole e successivamente tagliandole con un cappio fatto passare attraverso un'apertura naturale.

Dissezione submucosale endoscopica (ESD)
Procedura che rimuove le crescite con un coltello speciale che viene fatto passare attraverso un'apertura naturale.

Esofago
Organo a forma di tubo tra la gola e lo stomaco.

FAP
Poliposi adenomatosa familiare

Test immunochimico fecale (FIT)
Test di laboratorio che va alla ricerca di piccole quantità di sangue nelle feci.

Polipo piatto
Crescita anomala che non sporge o sporge leggermente sul tessuto circostante.

Sigmoidoscopia flessibile
Procedura per visualizzare l'interno dell'ultima parte del colon con un dispositivo che viene guidato attraverso l'ano.

Endoscopia di luce bianca ad alta definizione (HD-WLE)
Procedura per visualizzare l'interno del colon con un dispositivo che crea immagini molto chiare e viene guidato attraverso l'ano.

Test sangue occulto nelle feci ad alta sensibilità
Test di laboratorio che va alla ricerca di piccole quantità di sangue nelle feci.

HNPCC
Cancro colorettale non poliposico ereditario

Polipo iperplastico
Crescita anomala di cellule con una configurazione di cellule seghettate.

Diagnostica per immagini
Test che rende immagini (foto) del corpo interno.

Patologia infiammatoria dell'intestino
Gruppo di condizioni di salute che causa un rigonfiamento di lungo termine nel tratto digestivo.

Intestino
Organo che il cibo passa attraverso dopo aver lasciato lo stomaco. Anche detto viscere. Si divide in 2 parti denominato intestino tenue e crasso.

Anemia da carenza di ferro
Condizione di salute in cui il numero di globuli rossi sani è scarso per il poco ferro.

Lassativo
Farmaci usati per pulire l'intestino.

Linfa
Fluido trasparente che contiene globuli bianchi.

Vaso linfatico
Piccola struttura a forma di tubo attraverso cui viaggia una linfa chiamata fluido.

Sindrome di Lynch
Condizione sana all'interno di famiglie che aumenta le anomalie dello sviluppo del tumore.

Instabilità microsatellitare (MSI)
Errori realizzati in piccole parti di DNA ripetuti durante il processo di copia a causa di un sistema di riparazione anomala.

Geni del mismatch repair (MMR)
Istruzioni all'interno delle cellule per una proteina che corregge errori DNA che si verificano quando le copie DNA sono realizzate.

mt-sDNA
DNA fecale multibersaglio

Mucosa
Lo strato più interno della parete del colon.

Test del DNA fecale multibersaglio (mt-sDNA)
Test di laboratorio che cerca i marcatori genetici di cancro colorettale nelle feci.

Anatomopatologo
Medico esperto nel testare le cellule e i tessuti per rilevare patologie.

Polipo peduncolato
Crescita anomala a forma di fungo.

Polipo
Crescita anomala della parete interna del tratto digestivo.

Polipectomia
Procedura per rimuovere una crescita anomala di cellule.

Sindromi di poliposi
Gruppo di condizioni di salute nelle famiglie che causano polipi colonrettali multipli.

Colangite sclerosante primitiva
Condizione di salute che causa infiammazione e restringendo i condotti biliari.

Retto
Organo cavo in cui rimangono le feci fino all'uscita dal corpo.

Recidiva
Ritorno di un tumore dopo un periodo senza cancro.

Fattore di rischio
Elemento che aumenta la possibilità di un evento.

SD-WLE
Endoscopia di luce bianca di definizione standard

Polipo sessile
Crescita anomala di cellule con una parte superiore arrotondata e base ampia.

Polipo serrato sessile (SSP)
Crescita anomala di cellule con una parte superiore in rilievo e arrotondata e una configurazione di cellule seghettate. Anche denominato adenoma serrato sessile.

Polipo serrato sessile con displasia (SSP-d)
Crescita anomala di cellule con una configurazione di crescita seghettata e una parte superiore in rilievo, arrotondata.

Feci
Alimenti non utilizzati che escono dal corpo. Anche denominate escrementi.

Stenosi
Restringimento anomalo di un organo cavo.

Adenoma serrato tradizionale (TSA)
Crescita anomala di cellule con una configurazione di cellule seghettate.

Colite ulcerosa
Condizione di salute che causa un rigonfiamento di lungo termine nel colon o retto.

Cromoendoscopia virtuale (VCE)
Procedura per guardare dentro il colon con un dispositivo di filtraggio di luce che viene guidato attraverso l'ano. Anche denominato VCE ottica.

Contributori NCCN

La presente guida per i pazienti si basa sulle NCCN Clinical Practice Guidelines in Oncology (NCCN Guidelines®) per lo screening dei tumori del colon retto, Versione 2.2021. È stata adattata, rivista e pubblicata con l'aiuto delle seguenti persone:

Dorothy A. Shead, MS
Senior Director, Patient Information Operations

Laura J. Hanisch, PsyD
Patient Information Program Manager

Susan Kidney
Senior Graphic Design Specialist

Le NCCN Clinical Practice Guidelines in Oncology (NCCN Guidelines®) per lo screening dei tumori del colon retto 2.2021 sono state sviluppate dai seguenti membri esperti NCCN:

Dawn Provenzale, MD, MS/Chair
Duke Cancer Institute

*Reid M. Ness, MD, MPH/Vice Chair
Vanderbilt-Ingram Cancer Center

Benjamin Abbadessa, MD
UC San Diego Moores Cancer Center

Christopher T. Chen, MD
Stanford Cancer Institute

Gregory Cooper, MD
Case Comprehensive Cancer Center/ University Hospitals Seidman Cancer Center and Cleveland Clinic Taussig Cancer Institute

Dayna S. Early, MD
Siteman Cancer Center at Barnes-Jewish Hospital and Washington University School of Medicine

*Mark Friedman, MD
Moffitt Cancer Center

Francis M. Giardiello, MD, MBA
The Sidney Kimmel Comprehensive Cancer Center at Johns Hopkins

Kathryn Glaser, MA, PhD
Roswell Park Comprehensive Cancer Center

Suryakanth Gurudu, MD
Mayo Clinic Cancer Center

Amy L. Halverson, MD
Robert H. Lurie Comprehensive Cancer Center of Northwestern University

Rachel Issaka, MD, MAS
Fred Hutchinson Cancer Center/ Seattle Cancer Care Alliance

Rishi Jain, MD, MS
Fox Chase Cancer Center

Priyanka Kanth, MD, MS
Huntsman Cancer Institute at the University of Utah

Trilokesh Kidambi, MD
City of Hope National Medical Center

Audrey J. Lazenby, MD
Fred & Pamela Buffett Cancer Center

Xavier Llor, MD, PhD
Yale Cancer Center/ Smilow Cancer Hospital

Lillias Maguire, MD
University of Michigan Rogel Cancer Center

Arnold J. Markowitz, MD
Memorial Sloan Kettering Cancer Center

*Folasade P. May, MD, PhD, MPhil
UCLA Jonsson Comprehensive Cancer Center

Robert J. Mayer, MD
Dana-Farber/Brigham and Women's Cancer Center | Massachusetts General Hospital Cancer Center

Shivan Mehta, MD, MBA, MS
Abramson Cancer Center at the University of Pennsylvania

Caitlin Murphy, PhD
UT Southwestern Simmons Comprehensive Cancer Center

Swati Patel, MD, MS
University of Colorado Cancer Center

*Shajan Peter, MD
O'Neal Comprehensive Cancer Center at UAB

*Laura Porter, MD
Patient advocate

Peter P. Stanich, MD
The Ohio State University Comprehensive Cancer Center - James Cancer Hospital and Solove Research Institute

Jonathan Terdiman, MD
UCSF Helen Diller Family Comprehensive Cancer Center

Jennifer M. Weiss, MD, MS
University of Wisconsin Carbone Cancer Center

NCCN Staff

Mallory Campbell, PhD

* Ha rivisto questa guida per i pazienti. Per divulgazioni, visitare NCCN.org/disclosures.

NCCN Cancer Centers

Abramson Cancer Center
at the University of Pennsylvania
Philadelphia, Pennsylvania
+1 800.789.7366 • pennmedicine.org/cancer

Fred & Pamela Buffett Cancer Center
Omaha, Nebraska
+1 402.559.5600 • unmc.edu/cancercenter

Case Comprehensive Cancer Center/
University Hospitals Seidman Cancer
Center and Cleveland Clinic Taussig
Cancer Institute
Cleveland, Ohio
+1 800.641.2422 • UH Seidman Cancer Center
uhhospitals.org/services/cancer-services
+1 866.223.8100 • CC Taussig Cancer Institute
my.clevelandclinic.org/departments/cancer
+1 216.844.8797 • Case CCC
case.edu/cancer

City of Hope National Medical Center
Los Angeles, California
+1 800.826.4673 • cityofhope.org

Dana-Farber/Brigham and
Women's Cancer Center |
Massachusetts General Hospital
Cancer Center
Boston, Massachusetts
+1 617.732.5500
youhaveus.org
+1 617.726.5130
massgeneral.org/cancer-center

Duke Cancer Institute
Durham, North Carolina
+1 888.275.3853 • dukecancerinstitute.org

Fox Chase Cancer Center
Philadelphia, Pennsylvania
+1 888.369.2427 • foxchase.org

Huntsman Cancer Institute
at the University of Utah
Salt Lake City, Utah
+1 800.824.2073
huntsmancancer.org

Fred Hutchinson Cancer
Research Center/Seattle
Cancer Care Alliance
Seattle, Washington
+1 206.606.7222 • seattlecca.org
+1 206.667.5000 • fredhutch.org

The Sidney Kimmel Comprehensive
Cancer Center at Johns Hopkins
Baltimore, Maryland
+1 410.955.8964
www.hopkinskimmelcancercenter.org

Robert H. Lurie Comprehensive
Cancer Center of Northwestern
University
Chicago, Illinois
+1 866.587.4322 • cancer.northwestern.edu

Mayo Clinic Cancer Center
Phoenix/Scottsdale, Arizona
Jacksonville, Florida
Rochester, Minnesota
+1 480.301.8000 • Arizona
+1 904.953.0853 • Florida
+1 507.538.3270 • Minnesota
mayoclinic.org/cancercenter

Memorial Sloan Kettering
Cancer Center
New York, New York
+1 800.525.2225 • mskcc.org

Moffitt Cancer Center
Tampa, Florida
+1 888.663.3488 • moffitt.org

The Ohio State University
Comprehensive Cancer Center -
James Cancer Hospital and
Solove Research Institute
Columbus, Ohio
+1 800.293.5066 • cancer.osu.edu

O'Neal Comprehensive
Cancer Center at UAB
Birmingham, Alabama
+1 800.822.0933 • uab.edu/onealcancercenter

Roswell Park Comprehensive
Cancer Center
Buffalo, New York
+1 877.275.7724 • roswellpark.org

Siteman Cancer Center at Barnes-
Jewish Hospital and Washington
University School of Medicine
St. Louis, Missouri
+1 800.600.3606 • siteman.wustl.edu

St. Jude Children's Research Hospital/
The University of Tennessee
Health Science Center
Memphis, Tennessee
+1 866.278.5833 • stjude.org
+1 901.448.5500 • uthsc.edu

Stanford Cancer Institute
Stanford, California
+1 877.668.7535 • cancer.stanford.edu

UC Davis
Comprehensive Cancer Center
Sacramento, California
+1 916.734.5959 • 800.770.9261
health.ucdavis.edu/cancer

UC San Diego Moores Cancer Center
La Jolla, California
+1 858.822.6100 • cancer.ucsd.edu

UCLA Jonsson
Comprehensive Cancer Center
Los Angeles, California
+1 310.825.5268 • cancer.ucla.edu

UCSF Helen Diller Family
Comprehensive Cancer Center
San Francisco, California
+1 800.689.8273 • cancer.ucsf.edu

University of Colorado Cancer Center
Aurora, Colorado
+1 720.848.0300 • coloradocancercenter.org

University of Michigan
Rogel Cancer Center
Ann Arbor, Michigan
+1 800.865.1125 • rogelcancercenter.org

The University of Texas
MD Anderson Cancer Center
Houston, Texas
+1 844.269.5922 • mdanderson.org

University of Wisconsin
Carbone Cancer Center
Madison, Wisconsin
+1 608.265.1700 • uwhealth.org/cancer

UT Southwestern Simmons
Comprehensive Cancer Center
Dallas, Texas
+1 214.648.3111 • utsouthwestern.edu/simmons

Vanderbilt-Ingram Cancer Center
Nashville, Tennessee
+1 877.936.8422 • vicc.org

Yale Cancer Center/
Smilow Cancer Hospital
New Haven, Connecticut
855.4.SMILOW • yalecancercenter.org

Note

Indice

Made in the USA
Monee, IL
05 November 2026

67380129R00029